CW01649698

Alle nostre mamme

I miei quattro trimestri. Esercizi di positività. Spunti di Neuroscienze & Hypnobirthing

Testi: Cecilia Antolini Brenna & Silvia Dalvit Ménabé
Illustrazioni di: Fumi Yamamoto
Progetto grafico e impaginazione: Ouverture Service

OUVERTURE EDIZIONI
Via Fermi 3, Loc. La Botte
58020 Scarlino (GR)
Tel: 0566 2301 - Fax: 0566 230200
Web: www.ouverturedizioni.it
E-mail: info@ouverturedizioni.it

CECILIA ANTOLINI BRENNA & SILVIA DALVIT MÉNABÉ

LE AUTRICI DEL BLOG "IL PARTO POSITIVO"

I MIEI QUATTRO TRIMESTRI

ESERCIZI DI POSITIVITÀ

SPUNTI DI NEUROSCIENZE & HYPNOBIRTHING

OUVERTURE EDIZIONI

Un regalo per il tuo bambino

Questa pubblicazione consiste in una serie di spunti di riflessione per aumentare il tuo livello di rilassamento e la tua consapevolezza.

Questo non è un manuale di istruzioni che garantisce un parto positivo, non è un compendio di tutto quello che c'è da sapere per essere genitori nel 2017, né tanto meno un sostituto della consulenza medica, ostetrica o psicologica in qualsiasi forma.

Quando si parla di parto, si intende sempre ed esclusivamente "parto fisiologico assistito da personale ostetrico o medico qualificato".

Il Parto Positivo non incoraggia né promuove in alcun modo il parto non assistito.

Tutte le immagini hanno scopo esclusivamente illustrativo e non sono riproduzioni esatte dell'anatomia umana.

I genitori rimangono interamente responsabili di tutte le loro interazioni con il loro bambino: le attività suggerite vanno intese come spunti per interazioni possibili di carattere puramente ludico e non prescrittivo.

Ti offriamo una guida per creare un luogo e un tempo, in gravidanza e per i primi tre mesi con il tuo bambino, perché tu possa iniziare a conoscere la mamma che puoi e vuoi essere.

Un piccolo regalo al tuo bambino.

Introduzione

Sono incinta.
C'è un piccolo esserino dentro di me.
Diventerò mamma.
Io!
Io. Diventerò. Mamma.
Il mio uomo sarà un papà.
Papà.
Lui sarà papà.
Noi saremo una famiglia.
Io sarò mamma… Cioè sono già mamma. Di questo cosino…
*
Silenzio
*
Oddio! E adesso cosa faccio?

"Dottore dottore! Sono incinta."
"Congratulazioni signora. Ritorni fra tre mesi."

Ma come?? C'è stato il Big Bang e questo mi dice di tornare fra tre mesi… Non perdiamoci d'animo, su! C'è sicuramente qualcos'altro da fare. Corsi preparto!
"Pronto, vorrei iscrivermi a uno dei vostri corsi."
"A che settimana è signora?"
"Ehm… Seconda…"
"Consigliamo di partecipare al nostro corso dal sesto mese in poi."
"Sì ma…"
"Arrivederci signora."

Accidenti! Ok, non disperiamo… Yoga prenatale!
"Si accettano donne a partire dalla dodicesima settimana di gravidanza".
Pilates?
Idem
Aquagym?
Vedi sopra.
E allora cosa faccio? Devo prepararmi! Devo fare qualcosa!
A parte leggere dieci volte al giorno quanto grande sia il cosino su siti ampiamente sponsorizzati dalle marche di abbigliamento prenatale, non è che ci sia molto da fare.
E invece se questo fosse il momento perfetto per iniziare a riflettere, informarsi e rilassarsi…? Già, perché se c'è una cosa di cui ogni genitore ha bisogno, è proprio di fare un bel respiro profondo.
O tre.
È anche il momento di affrontare certi argomenti, con noi stesse e con il nostro partner, cose che finora ci sembravano solo parte delle vite degli altri.

Come vogliamo portarlo al mondo questo bambino?
Come possiamo occuparci al meglio della sua salute fisica e psicologica?
Cosa sente lui adesso?
Il ruolo del padre e della madre, cos'hanno in comune e cos'hanno di unico?
È il momento di mantenere la mente aperta e il cervello all'erta. È ora di raccogliere dati empirici, assicurandosi che siano aggiornati e di guardare oltre, di conoscere (il corpo umano, le statistiche di natalità, i pro e i contro delle cose) ma è anche il momento di

sognare: perché solo così possiamo incontrare le nostre aspirazioni più profonde.
Solo così potrai trovare quel punto unico e speciale in cui i tuoi sogni incontrano la tua realtà.

Quattro trimestri

Questi esercizi di positività sono stati creati per te che sei già mamma, anche se il tuo bambino è ancora nascosto nel tuo corpo.

È inteso come uno strumento per aiutarti a mettere in pratica comportamenti e atteggiamenti positivi che possono contribuire a fare della tua gravidanza e del tuo parto esperienze arricchenti e positive, comunque esse vadano e qualsiasi siano le tue scelte.

Abbiamo selezionato attentamente spunti per gusti e sensibilità diversi. Inizieremo offrendoti un'introduzione a ciascuno di questi elementi e poi continueremo con uno spunto a settimana.

Scopri i tuoi preferiti:

- Conoscenze di sviluppo prenatale
  (Conoscere il Mare e Definire la Rotta)
- Hypnobirthing
- Allenamento alla gratitudine
- Allenamento al processo decisionale scientifico (L.O.V.E)

Troverai anche pagine da condividere con tuo marito/compagno. Speriamo che vi aiutino ad apprezzare insieme il lavoro immenso e prezioso che avete iniziato insieme e tu stai portando avanti.

Con quattro "Speciale papà", vi offriamo qualche spunto per riflettere sul suo ruolo speciale nell'accompagnarvi, capirti e proteggervi.

Spolverate qua e là, troverai anche altre piccole sorprese, come una playlist da ascoltare con il tuo piccolo e delle storie per tornare bambini.

Ma c'è di più. Quattro Trimestri, infatti, non ti abbandonerà subito dopo il parto, ma sarà lì per te, a portata di mano, per aiutarti in modo concreto e divertente a mettere in pratica quei comportamenti e atteggiamenti positivi anche nelle situazioni nuovissime nelle quali la maternità ti catapulterà.

Naturalmente non si tratta di un corso di Hypnobirthing completo, né tanto meno di un trattato di Neuroscienze: ma da entrambi prende in prestito qualche elemento, quelli che a noi sembrano i più belli, più importanti o se non altro più utili. Se vuoi approfondire determinati argomenti e se sei interessata al nostro Laboratorio Quattro Trimestri completo, ci trovi ad aspettarti su ilpartopositivo.com.

Puoi leggere queste pagine tutto d'un fiato ma noi ti consigliamo di cercare, per quanto possibile, di diluirle: teoricamente una alla settimana, ma va bene anche se inizi alla 39! L'importante è che tu le faccia tue. Matita in mano, esprimiti liberamente: note, commenti, schizzi, poesie, disegni. Ci sta tutto. Ci state voi.

Il valore di Quattro Trimestri è nella positività che faranno scoprire, capire e creare a te, nella tua realtà con la tua personalità.

Nota che gli esercizi di gratitudine e respirazione sono pensati per poter diventare facilmente un'abitudine quotidiana, per allenare davvero mente e corpo a quella positività e calma consapevole così piacevoli e utili, in gravidanza ma non solo.

Puoi iniziare i tuoi Quattro Trimestri appena fatto il test o in qualsiasi momento della tua gravidanza. Puoi continuare fino a che il tuo piccolo abbia compiuto tre mesi e portare con te alcune abitudini fino a quando andrà all'università. Alla fine, infatti, ti renderai conto che l'abitudine a fermarti, ascoltarti, informarti e riflettere è consolidata dentro di te.

Dopo questi 4 trimestri, puoi venire a cercare altri strumenti utili nella sezione BabyBrains del nostro sito (www.ilpartopositivo.com/babybrains).

Di questo diario, usa quello che ti serve, ripeti quello che ti piace, custodisci quello che al momento ti sembra marginale. Potrebbe tornare utile quando meno te l'aspetti.

Un consiglio sincero: guarda due volte quello che a prima vista vorresti ignorare o ti sembra poco rilevante. Potrai confermare il tuo disinteresse dopo averlo guardato meglio, oppure… essere sorpresa!

È il tuo viaggio, del tuo bambino e di chi vi accompagna. Unico e irrepetibile.

Al timone, ci sei tu.

Rotta verso il Tuo Parto Positivo… e oltre.

Cosa devo sapere

Quelle due lineette rosa ci hanno candidamente messo alla porta della cosiddetta comfort zone: quello spazio caldo, tranquillo e prevedibile nel quale siamo cresciute fino ad ora. Ci accorgiamo che per quanto turbolenta e ribelle sia stata magari la nostra adolescenza, avevamo un milione di cose su cui contare. Un milione di più di quelle su cui possiamo contare, ora che abbiamo una nuova vita che si sta sviluppando dentro di noi e che ci sta cambiando a partire dal centro stesso del nostro essere.

A questo punto, tutto quello che abbiamo imparato in famiglia, a scuola, al lavoro non solo può risultarci poco utile, ma rischia addirittura di metterci i bastoni fra le ruote. Seguire una serie definita di regole ed eseguire una serie (per quanto lunga e complessa) di istruzioni ci ha permesso di cavarcela fino a ora.
Tuttavia, a partire dal giorno delle lineette, qualcosa si è messo in moto e forse abbiamo già iniziato a renderci conto che le regole da seguire sono quasi inesistenti e soprattutto non sembrano avere alcun rapporto con i cambiamenti cosmici che stanno accadendo dentro di noi: lavare l'insalata con il bicarbonato ci protegge forse, da batteri indesiderati ma non fa nulla per aiutarci a gestire le nuove responsabilità che crescono insieme alla nostra pancia.
Per quanto riguarda le istruzioni poi, forse iniziamo a renderci conto di quanto fosse relativamente facile riceverle ed eseguirle. Perché ora tocca a noi essere alla guida e dare istruzioni ad altri su come aiutarci.
E questo sì che è un bel rompicapo.
Volenti o nolenti, siamo ormai investite di ruolo di capitano di una

nave. Se questo da una parte fa paura, dall'altra ci apre possibilità meravigliose. Soprattutto, ci permette di guardare a questo viaggio non come a un lavoro da delegare, ma come a qualcosa che davvero facciamo noi.
Allora impugniamo questo timone a testa alta e godiamoci questo viaggio.
Che sia un peschereccio o una caravella, che il mare sia calmo o in tempesta, il capitano ha due cose da fare subito e bene: conoscere il mare e definire la rotta.

Conoscere il mare

Il nostro mare è il nostro corpo, la nostra mente e il nostro cuore. È il corpo, la mente e il cuore del nostro bambino, del nostro compagno e di tutte le persone che ci sono care. È vero che ci siamo a contatto tutti i giorni, ma a volte serve uno sforzo consapevole per essere davvero connesse a tutti questi corpi, menti e cuori.
Ricercare le informazioni spesso non basta. Fermarci a riflettere e darci il tempo di interiorizzare è la chiave per far sì che l'informazione non rimanga sterile raccolta di dati ma reale *messa in forma*: un cambiamento nei nostri sentimenti e nelle nostre azioni. In altre parole, conoscere *davvero* il mare ci permette di definire davvero la rotta.

Definire la rotta

Una volta che abbiamo acquisito una conoscenza soddisfacente, possiamo dedicarci a definire la nostra rotta: capire non solo dove stiamo andando, ma anche come vogliamo arrivarci. Possiamo porci domande del tipo:

1) Fra le opzioni a mia disposizione, quali scelgo per fare in modo

che i nostri corpi, le nostre menti e i nostri cuori traggano il massimo beneficio?

2) Fra le rotte seguite da altri prima di me, ci sono indicazioni ancora utili per me? Ci sono rotte nuove, che chi ha navigato prima di me non poteva conoscere? Ci sono scorciatoie che, a ben guardare, in realtà rendono il cammino più periglioso?

Questo diario interattivo ha lo scopo di aiutarti a conoscere il tuo mare e definire la tua rotta. Abbiamo selezionato per te degli spunti (non troppi, perché tu possa guardarli davvero con la calma e l'attenzione che meritano e soprattutto farli tuoi), e gradualmente ti troverai ad integrarli nelle tua vita. Non ti imporremo mai una soluzione prefabbricata, perché non esiste: ti incoraggeremo instancabilmente a metterti al timone, nutrendo la tua capacità di vedere te e il tuo bambino come esseri capaci, attivi, positivi e fiduciosi. In questo spazio non ci sono domande o risposte giuste o sbagliate.
Non c'è un mare uguale per tutti né un'unica rotta possibile.
È la tua rotta verso il vostro parto positivo, tappa cruciale della vostra splendida avventura familiare.

Godetevela. Fatela vostra.

Conoscere il mare

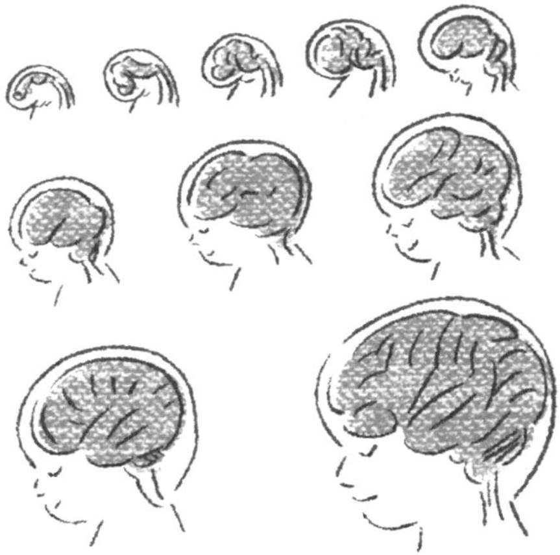

Mesi 1-3

Mesi 4-7

Mesi 8-9

Definire la rotta

Domanda

Osserva il cervello del feto. La sua struttura cambia di più nei primi tre mesi (da estremità di tubicino a cervello in miniatura) o negli ultimi due (da cervello abbastanza sviluppato a cervello un po' più sviluppato)?

La mia risposta

Domanda

Qual è il periodo in cui il mio corpo svolge il lavoro più cruciale nel riprodurre la vita?

La mia risposta

Domanda

Cosa faccio se una sera sono stanca e i nostri amici ci hanno invitati a cena?

La mia risposta

Domanda

Come gestisco il lavoro? Do il massimo adesso, così potrò riposare dopo, quando si vedrà il pancione, o mi riposo ora, mentre il mio corpo lavora alla cosa più preziosa del mondo?

La mia risposta

IL VERO OBIETTIVO
NON È UN PARTO VAGINALE.
IL VERO OBIETTIVO
NON È UN CESAREO,
L'EPIDURALE O UN PARTO NATURALE.
IL VERO OBIETTIVO
È UN PARTO POSITIVO.

Cosa posso fare

Sapere e pianificare è molto importante. Ci rende consapevoli e ci permette di fare scelte che massimizzano gli effetti positivi e minimizzano quelli negativi per noi e per il nostro bambino.
Ma finché rimane tutto nella testa, la conoscenza più approfondita e la strategia più sofisticata non daranno frutti.
Dopo aver appreso, dopo aver deciso, arriva il momento di agire.
Chi abbia provato a smettere di fumare, a seguire una dieta, o ad acquisire una qualsiasi nuova competenza, sa quanto questo passaggio sia cruciale. E difficile.
Questo diario interattivo vuole aiutarti a mettere in pratica i tuoi propositi: ti darà delle semplici indicazioni, in modo che tu possa smettere di preoccuparti del "come" e del "quando" e possa metterti ad agire. E agendo, poco a poco, scoprire di aver sviluppato delle abitudini così sane, così piacevoli e così belle che semplicemente fanno parte di te.

Come facciamo ad esserne così sicure?
Psicologi e neuroscienziati hanno studiato la memoria per decenni e, grazie a loro, oggi sappiamo un po' di più su come si acquisiscono le abitudini.
Esiste un tipo di memoria che si occupa proprio di questo. Non è la memoria consapevole alla quale ci riferiamo di solito. La memoria di cui stiamo parlando non immagazzina ricordi in modo esplicito e ordinato, magari impacchettato in una bella narrativa sulla nostra storia personale. Non si occupa di date, numeri, nomi e liste della spesa.
No, la memoria che ci serve qui è la memoria procedurale. È una

memoria "antica", associata con zone del cervello primitivo come le ghiandole basali e il cervelletto. È la memoria che funziona dalla nascita e che condividiamo con la maggior parte dei nostri cugini animali.

Questa è la memoria di cui non siamo completamente coscienti, che registra le cose che impariamo ma non riusciamo a verbalizzare facilmente, come andare in bicicletta o suonare il pianoforte. Questo tipo di memoria si affida molto alla ripetizione e forma le nostre abitudini, le nostre aspettative. Come noi abbiamo imparato a scrivere (o andare in bicicletta, o guidare, o giocare con la Wii) a forza di esercitarci, il nostro corpo impara a rilassarsi, a fidarsi, a cogliere le opportunità nei momenti di sforzo, a essere in controllo senza essere in tensione. Questo modo di fare diventa poi parte di come andiamo nel mondo e di quello che ci aspettiamo da esso.

Questa competenza ha il potere di rivoluzionare il modo in cui le donne vivono la gravidanza e il parto (sta già succedendo, per esempio in Inghilterra). Ma noi crediamo che questo approccio vada ben oltre e possa virtualmente illuminare tutta la storia fra te, il tuo compagno e il vostro bambino.

Dunque iniziamo con una piccola dimostrazione su come funziona questa memoria speciale.

La memoria procedurale

Prendete questo diario, aperto alla prossima pagina (quella con la stella), una matita e mettetevi davanti allo specchio.
Chiedete a un partner o a un'amica di mettere uno schermo (ad esempio un libro) fra la vostra mano e i vostri occhi. Lo scopo è vedere il riflesso della vostra mano nello specchio, senza vedere la vostra "vera" mano fuori dallo specchio.
Ora, basandovi solo sull'immagine riflessa nello specchio, provate a tracciare con la penna una linea all'interno delle due linee esistenti.

Fatto?
Facile?
Ahahah, non vi aspettavate fosse cosí difficile, eh?

Riprovando ancora domani e dopodomani, e poi fino al giorno del parto, riuscireste a disegnare stelle allo specchio con estrema facilità. Però, se qualcuno vi chiedesse come fate... non sareste capaci di spiegarlo.

Ora avete capito qual è la vostra risorsa più grande in questi giorni in cui il cambio di abitudini si impone.
E sapete che questa memoria è già al lavoro anche per il vostro bambino.

Soprattutto, potete usare tutta la gravidanza per usarla a vostro vantaggio, magari per qualcosa di più utile che disegnare stelle. Come imparare a usare il respiro e il cervello in modo consapevole.

IL CORPO SA

Hypnobirthing

Hypnobirthing è l'approccio a nostra conoscenza più potente per introdurre e mantenere abitudini positive durante la gravidanza e sviluppare una consapevolezza nuova che può rivelarsi davvero utile al momento del parto. Può essere visto come strumento per controllare il dolore durante il parto ma, in realtà, il suo impatto può essere molto più profondo. Prima che qualcosa da fare durante il parto, infatti, Hypnobirthing è un modo di guardare al tuo corpo, al tuo cervello e al tuo bambino per tutta la vita, a iniziare dalla gravidanza.

Prima che una tecnica, Hypnobirthing è una lente per togliere tutta la negatività che la nostra cultura (dai racconti delle vicine di casa a ogni singola scena di parto cinematografica) ha costruito intorno al momento della nascita. Infatti, se sei cresciuta nel cosiddetto Mondo Occidentale negli ultimi 20-30 anni, la tua memoria procedurale (che hai appena imparato a conoscere con l'esercizio della stella) ha probabilmente consolidato una serie di aspettative negative riguardo a gravidanza e parto, delle quali sei forse solo vagamente consapevole (un esempio su tutti: senti la parola 'contrazione' e serri i denti). Ogni volta che hai visto una scena di parto al cinema c'erano urli e strepiti, ogni racconto che hai sentito includeva dolore, fretta e interventi medici. Il tuo cervello ha immagazzinato queste informazioni e, più o meno esplicitamente, più o meno consciamente, creato un'aspettativa di all'erta, se non di paura.

Solo che tutto questo folklore sociale, aumentando in modo spropositato e (statistiche alla mano!) ingiustificato le tue aspettative negative, ha un impatto negativo notevole sulla tua

percezione del dolore e sui potenti meccanismi naturali del tuo corpo. Corpo e cervello si sono infatti evoluti per fare del parto un momento indimenticabile per la mamma e per il bambino. Tutto questo folklore sociale negativo – oltre a essere molto sgradevole e stressante di per sé – erode alla base l'equilibrio fisiologico su cui si fondano la riproduzione e il parto di ogni mammifero, incluso quello umano.
Quindi è arrivato il momento di sostituire queste aspettative semi-consapevoli e dannose, con una serie di abitudini e atteggiamenti per mettere il tuo cervello (e quindi il tuo corpo) in condizione di vivere in modo positivo, quindi efficace E dolce E potente, la gravidanza e il parto.

Guardare al parto in modo positivo non significa fare lo struzzo e mettere la testa sotto la sabbia. Al contrario, significa alzarla, quella testa: esplorare le risorse che sono già dentro di noi (stai facendo un essere umano dal nulla, qualche risorsa per farlo uscire devi pur averla!). È il primo e più importante passo per mettere il tuo cervello e il tuo utero nelle condizioni migliori per comunicare in modo efficace e lavorare in armonia e in modo gestibile.

Il secondo passo è RILASSARSI. Ma non, per rilassarsi a casaccio. Perché utero e cervello interagiscano in maniera ottimale, infatti, è necessario che tutto il sistema interno sia in stato di calma vera e completa. Solo così gli ormoni (fra cui, sovrana, l'ossitocina, anche chiamata – guarda caso – "ormone dell'amore") possono fare il loro lavoro. In una danza complessa e meravigliosa, una miriade di ormoni e neurotrasmettitori scambiano messaggi precisi tra il tuo cervello e il tuo corpo. Questa danza è già iniziata al momento del concepimento (ti ricordi?) e sta influenzando in questo momento il modo in cui il tuo corpo si ammorbidisce e si arrotonda, la tua andatura, il tuo umore, le tue paure e le tue speranze. Sta influenzando l'esperienza del tuo bambino, come una voce interiore che lo accompagna ogni giorno e lo prepara a quanto troverà fuori. Il gioco degli ormoni raggiunge il suo picco al momento del travaglio e parto.

Se resti connessa col tuo corpo, impari a riconoscerne le onde.
Se impari a riconoscere le onde, smetti di temerle come una tortura.
Decidi invece di accoglierle e cavalcarle come un lavoro che fai tu.
Ti accorgi che travaglio e parto possono essere un'avventura gestibile e sorprendentemente meravigliosa.
Faticosa, certo, ma inebriante di potenza.

Per poter arrivare a un parto positivo, ci vuole certo anche una dose di fortuna. Ma la fortuna da sola non basta. La chiave è rilassarsi profondamente: dare spazio al sistema nervoso autonomo, quello che si occupa della nostra sopravvivenza e della nostra riproduzione. Quello che respira e digerisce ogni giorno senza che noi glielo ricordiamo. Imparare a conoscerlo, imparare a capire che siamo fatte anche di quello, non solo dei nostri pensieri sofisticati e dei nostri successi sociali, scolastici e professionali.
In questo modo possiamo arrivare al momento del parto sentendoci in terra conosciuta, talmente calme da lasciar spegnere il cervello logico per lasciar lavorare l'unico cervello in grado di comunicare efficacemente con l'utero: quella parte di cervello antica e primitiva che abbiamo in comune con tutti gli altri mammiferi e che sa quali siano il momento e il luogo giusto per far nascere il nostro cucciolo.

E come si fa?

1) Riconosciamo che la nostra cultura prepara il cervello ad aspettare il parto con ansia (quindi adrenalina, che la fa da padrone su tutti gli altri ormoni) e iniziamo con il cambiare prospettiva: preparando il cervello ad aspettare il travaglio con la meraviglia che il miracolo della nascita si merita.

2) Scegliamo di essere assistite da persone e in luoghi che abbiano a cuore la sicurezza, ma anche la bellezza del nostro parto.

3) A livello fisico, ci fermiamo, ascoltiamo il corpo, respiriamo e…ci lasciamo andare.

Facile no? No. Ma se lo fai ogni giorno diventerà facilissimo (ti ricordi il disegno della stella?).

In questo diario troverai una serie di suggerimenti che mirano proprio a farti esplorare un modo diverso di guardare al parto e sviluppare un rapporto consapevole con il tuo corpo. Rendili tuoi.

STO FACENDO
UN ESSERE UMANO
DAL NULLA.
DI SICURO
SO ANCHE FARLO USCIRE
CON DOLCEZZA.

Hypnobirthing
Le parole sono importanti

Il modo in cui pensiamo e le parole che usiamo e accettiamo di ascoltare riguardo a gravidanza e parto hanno un impatto molto forte sulla nostra esperienza. Danno forma ai nostri pensieri e alle nostre aspettative in modo sottile e potente. Possono avere un impatto persino sulle reazioni involontarie del nostro corpo. Nel bene e nel male.

L'esempio più classico è la parola 'contrazione': solo a dirla ci mettiamo in stato di totale tensione. Per la paura, e per la reazione fisica al senso della parola stessa. Solo a dirla facciamo l'esatto contrario di quello che il nostro corpo vuole che facciamo: ci mettiamo in tensione quando dovremmo solo lasciarci andare.

Lo stesso accade con la parola 'termine' e 'scadenza', come se la gravidanza umana fosse uno yogurt pronto a inacidire. Ci focalizziamo su una data specifica dimenticando che è solo una convenzione.

Chi parla bene pensa bene (non solo in gravidanza).

GIOCO: Prendi un qualsiasi pezzo online che parli di gravidanza, va bene un articolo di siti "tradizionali" o anche qualche commento in qualsiasi forum di mamme in attesa. "Traduci" tutte le parole inerenti a parto e gravidanza seguendo il "vocabolario" qui sotto. Che effetto fa? Suona tutto molto diverso, vero?

Ricordati, il tuo cervello raccoglie informazioni da tutte le sfumature.

D'ora in poi correggi (almeno mentalmente, per tenerti qualche amica) chiunque ti parli con il vecchio linguaggio. Tu scegli di esprimerti solo in modo consapevole. Sembra una sciocchezza, ma stai migliorando il bagaglio con cui il tuo cervello affronterà il parto!

VOCABOLARIO

LINGUAGGIO TRADIZIONALE	LINGUAGGIO POSITIVO
Scadenza, Termine ecc es: "Ho il termine il 20 dicembre / 4 gennaio / 22 febbraio / 23 marzo"	Data presunta, Periodo del parto es: "Nascerà verso Natale / All'inizio del nuovo anno / Verso la fine di febbraio / A primavera"
Contrazioni	Movimenti dell'utero, Onde, Sensazioni
Dolore, Male	Sensazione intensa che il mio corpo sta lavorando, Pressione, Lavoro dell'utero, Bisogno di lasciarmi andare e rilassarmi ancora di più
Spingere, Spinte	Respirare fuori il mio bambino, Lasciarlo uscire, Respirare verso il basso Riflesso di eiezione del feto
Complicazioni	Circostanze speciali
Braxton-Hicks	Pre-travaglio, Riscaldamento
I dottori fanno nascere il bambino	Le mamme fanno nascere i loro bambini
Provare un vbac / Travaglio di prova	Partorire naturalmente il mio secondo bambino / Travaglio

UN NUOVO
LINGUAGGIO
È UNA NUOVA
VISIONE DELLA VITA.

(F. FELLINI)

Gratitudine

Che cos'è la gratitudine?

Facciamo come a scuola e iniziamo con una bella definizione:

Gratitudine:

"Sentimento e disposizione d'animo che comporta affetto verso chi ci ha fatto del bene, ricordo del beneficio ricevuto e desiderio di poterlo ricambiare."

Affetto. Beneficio ricevuto. Desiderio di ricambiare.

Tutte cose decisamente piacevoli.

La gratitudine, però, non è solo una bella sensazione ma anche uno strumento per farci stare bene. È un toccasana per lo spirito e per il corpo. E non solo secondo i guru più hippy. Uno studio condotto dagli scienziati Emmons e McCullough in California, infatti, ci indica che "allenare" la gratitudine per 10 settimane basta a rendere più ottimisti… ma anche ad avere meno bisogno del dottore.
Noi di settimane, in gravidanza, ne abbiamo circa una quarantina. Sembra decisamente che valga la pena almeno provare.
Ma come si allena la gratitudine? L'università di Harvard ci suggerisce sei modi, e noi li esploreremo tutti:

1) Scrivere un biglietto di ringraziamento
2) Ringraziare qualcuno mentalmente
3) Tenere un diario della gratitudine
4) Contare le proprie fortune
5) Pregare (eh sì fa strano nel 2017… ma se lo dicono quelli di Harvard)
6) Meditare

Poi noi ne aggiungiamo due nostre:

1) Essere grati per le sfide
2) Stare alla larga da gruppi di persone (reali e virtuali) che propagano negatività e in cui ci si lamenta troppo (cioè quasi tutti).

Gratitudine

Pensa a una persona che ha fatto qualcosa di bello per te. Chiediti se l'hai mai ringraziata. Se lo hai già fatto, bene. Pensa a un'altra persona verso cui ti senti riconoscente. Ringraziata? Procedi così finché non trovi una persona da ringraziare (può essere tua nonna, una maestra delle elementari, un tuo collega...). Scrivi a questa persona un bel biglietto di ringraziamento. Esprimi la tua gratitudine con onestà e concediti di riconoscere il sentimento positivo che questo ti provoca.

SONO GRATA A QUESTE PERSONE, PERCHÉ:

____

____

____

____

____

____

____

____

Ora fatti coraggio, supera l'imbarazzo, vai a comprare un francobollo e spedisci quel biglietto.

ESSERE GRATI
È IL PRIMO PASSO
PER ESSERE FELICI.
NON VICEVERSA.

L.O.V.E

L.O.V.E è un approccio alla genitorialità* come strumento per affrontare le sfide poste dal bambino. Lo stesso approccio può essere usato anche in gravidanza. A dirla tutta, sarebbe da usare tutti, sempre, a ogni età e in ogni circostanza.
L.O.V.E serve a farci riscoprire il metodo scientifico, che è poi lo stesso metodo che usano i bambini, nell'approcciare la realtà, come argomentato nell'imperdibile "Tuo figlio è un genio" di Gopnick e colleghi (non fatevi spaventare dal titolo. È una traduzione riuscita male!).
Lo scopo è di renderci consapevoli del modo in cui prendiamo decisioni e di restare in consapevole equilibrio anche in momenti burrascosi. Allo stesso tempo ci permette di essere flessibili e di non imporre rigidità inutili e dannose su processi in continua evoluzione.
Non a caso, l'approccio ha come nome l'acronimo "LOVE", AMORE: ci ricorda che le decisioni prese per amore sono molto più sagge di quelle prese per paura.

Ma vediamo come funziona L.O.V.E, e per questo ci tocca spolverare un po' di Inglese:

Learn through
Observation
Validate through
Experience

Si potrebbe tradurre con "**Impara Osservando, Conferma Provando**", peccato che IOCP suoni così male!

Come si fa a **Imparare Osservando**? Si prova a dimenticare tutti i preconcetti/le aspettative/i "dovrei" che sicuramente affollano i nostri pensieri. Si prova a fare un passo indietro e osservare quello che sta succedendo.

E come si fa a **Confermare Provando**? Si usa l'osservazione di cui sopra per schizzare una strategia che proponga una soluzione al problema osservato. E poi si testa: si prova (con un minimo di continuità) a vedere se la strategia funziona, se è il caso di limarla leggermente o di archiviarla.

E ogni volta che si presenta una nuova sfida, si ricomincia da capo.

Iniziamo subito ad allenarci: non solo ci abitueremo a un modo più sano ed efficace di rapportarci con la realtà, ma ci metteremo sulla stessa lunghezza d'onda del nostro piccolo che, fin dalla nascita, scoprirà il mondo proprio così.

* *Sviluppato originariamente da Silvia per Babybrains® (www.baby-brains.com)*

QUELLA CHE VEDIAMO NELLA
CULLA È LA PIÙ GRANDE MENTE
DI TUTTI I TEMPI,
LA PIÙ POTENTE MACCHINA PER
IMPARARE DELL'UNIVERSO.

(A. GOPNICK)

L.O.V.E

Impara Osservando

Fai un passo indietro, guarda le cose con un po' più di distacco. Osserva con attenzione la realtà. Ascolta come ti senti, ora che c'è una piccola vita dentro di te.

Puoi usare queste domande come spunto, ma ricordati di essere aperta a tutto quello che ti capita di sentire quando ti fermi un attimo e inizi ad osservare.

Come si fa sentire il mio bambino? Appoggia una mano sulla tua pancia. Fai qualche bel respiro profondo.

Metti un cerchio intorno al punto tra i due estremi più vicino alle tue sensazioni di oggi e aggiungi i tuoi commenti.

Movimento	○ ○ ○ ○ ○ ○	Staticità	____________
Rumore	○ ○ ○ ○ ○ ○	Silenzio	____________
Odore sgradevole	○ ○ ○ ○ ○ ○	Profumo	____________
Gusto metallico	○ ○ ○ ○ ○ ○	Gusto dolce	____________
Calma	○ ○ ○ ○ ○ ○	Irrequietezza	____________

Come sto quando ignoro o resisto a queste sensazioni?

Come sto quando assecondo queste sensazioni?

Strategia da provare
Cosa sono le cose che ti fanno stare bene? Fai in modo di includerle il più possibile nella tua routine.

Rimani attenta e connessa: il tuo corpo e la tua mente cambiano ogni giorno. Forse quello che funzionava ieri non funziona oggi.

Ripeti questo esercizio ogniqualvolta la strategia smetta di funzionare e senti che è ora di cambiare qualcosa.

ASCOLTO TUTTI.
SOPRATTUTTO
ME STESSA.

LEGGERE

Leggere al tuo bambino sarà una delle cose più divertenti e educative che potrai fare per lui. Perché non iniziare fin da ora?
Prenditi un momento di calma e relax, connettiti con quello che senti nella tua pancia… e lascia correre la fantasia.
Abbiamo preparato qualche storia per voi. Non c'è nulla di magico: come tutte, queste storie sono semplicemente porte per un mondo diverso, fuori dalla nostra realtà quotidiana e ci permettono di lasciar andare mente e sensazioni in modo inusuale. Ci danno un pretesto per scendere in noi stesse, lasciando il cervello razionale a riposare.
A conti fatti allora forse sì, sono delle storie un pochino magiche.
La prima storia parla di una sirenetta. Puoi leggerla ad alta voce, e lasciare che il piccolo sia cullato dalle vibrazioni nella pancia. Oppure il futuro papà, con dolcezza e semplicità, può leggere per voi (non preoccuparti, futuro papà, non lo diremo mai al tuo capo o alla tua squadra di calcetto!).
Non c'è nulla da capire o da interpretare. È il momento di lasciarsi andare e di concedersi di comportarsi come bambini.

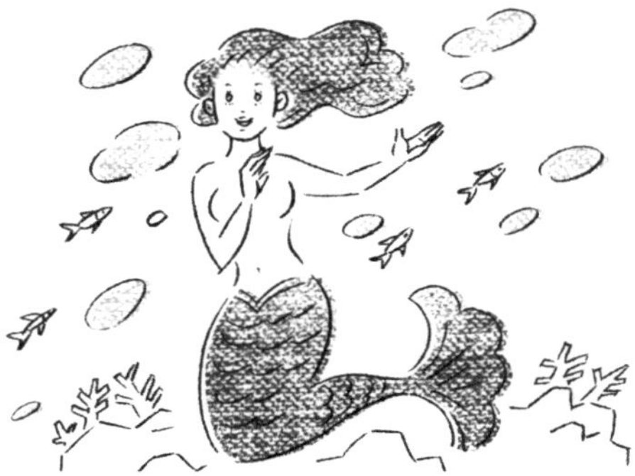

LA SIRENETTA

C'era una volta una sirena che si sentiva completamente fuori luogo a vivere sott'acqua. Era infelice e annoiata. Un giorno era sdraiata sul fondo del mare e fissava annoiata l'acqua torbida. A fatica riusciva a vedere oltre alcune alghe, come se l'acqua rendesse tutto offuscato.

Improvvisamente, cominciò ad accadere qualcosa di molto strano: più guardava l'acqua, più questa diventava limpida. Poco a poco, riuscì a distinguere coralli rossi, pesci argentei, bianche meduse, tartarughe verdi, molluschi rosa, spugne arancioni e – la cosa più bella in assoluto – l'acqua stessa. Era così cristallina che brillava.

Ogni tanto vedeva una bolla trovare la sua strada dal fondo del mare e salire fino alla superficie dell'acqua. Le bolle erano grandi e belle. Galleggiavano verso l'alto e via.

La piccola sirena realizzò che quelle bolle stavano portando a galla le sue emozioni. Una alla volta, con grazia, salivano dal fondo alla superficie.

Speranza. Frustrazione. Gioia.
Delusione.
Calma
Rabbia.

Riconobbe ognuna di loro nella sua brillante bolla di ossigeno e le osservò raggiungere la superficie del mare.

Quando non ci furono più bolle, quando era rimasta solo l'acqua più profonda, poté finalmente riposarsi e godersi la bellezza del rimanere distesa in questo splendido liquido cristallino.

Ed era ancora così quando realizzò che una goccia di pura, splendente acqua aveva trovato la strada per il suo cuore. Da quel giorno, ogniqualvolta si senta fuori posto, si guarda dentro, e vede il suo cuore splendere. In quella luce riconosce una gioia sempre possibile.

VOLETE BAMBINI
INTELLIGENTI?
LEGGETE LORO DELLE STORIE.
VOLETE BAMBINI MOLTO
INTELLIGENTI?
LEGGETE LORO MOLTE STORIE.

(A. EINSTEIN)

Conoscere il mare

Intorno all'ottava settimana di gestazione (che poi è la sesta dal concepimento), il feto ha già sviluppato dei recettori del tatto attorno alle labbra e al naso.
I recettori sono già connessi al cervello.
Se tu accarezzassi il nasino del tuo piccolo, lui risponderebbe già con un movimento istintivo.

Definire la rotta

Domanda Come può cambiare il modo in cui io penso al mio bambino? Metti un cerchio intorno al punto tra i due estremi più vicino alla tua risposta e aggiungi i tuoi commenti:

Inesperto ○ ○ ○ ○ ○ ○ Capace ______________________

Passivo ○ ○ ○ ○ ○ ○ Attivo ______________________

Negativo ○ ○ ○ ○ ○ ○ Positivo ______________________

Indifeso ○ ○ ○ ○ ○ ○ Portentoso ______________________

____

____

Domanda Come può cambiare il mio comportamento?

Inesperta ○ ○ ○ ○ ○ ○ Competente ______________________

Passiva ○ ○ ○ ○ ○ ○ Attiva ______________________

Negativa ○ ○ ○ ○ ○ ○ Positiva ______________________

Impaurita ○ ○ ○ ○ ○ ○ Fiduciosa ______________________

____

____

LE MIE EMOZIONI
SONO MESSAGGI CHIMICI
FORTI E CHIARI AL MIO BAMBINO.
ME NE RICORDO OGNI SERA, CON
UN RESPIRO PROFONDO E UN
SORRISO SOLO PER NOI.

Hypnobirthing

Ci sono un sacco di cose che facciamo in automatico, senza neanche pensarci. E spesso sono le più sorprendenti! Un esempio su tutti. Respirare.

In gravidanza e al parto, la respirazione è fondamentale. Non c'è nessun sapere esoterico da svelare, si tratta innanzitutto di imparare a essere consapevoli del nostro respiro e usarlo come strumento per

1) Ossigenare tutto il corpo (e quindi il vostro bambino!)
2) Rilasciare ogni tensione e far lavorare efficacemente ogni parte del corpo che funziona in modo automatico e spontaneo (come l'apparato digerente, quello circolatorio e tutto ciò che si occupa di far crescere e poi nascere il tuo bambino).

Con un po' di pratica*, ci accorgeremo di poter usare il respiro anche come chiave per accedere a uno stato di rilassamento molto profondo in cui mente e corpo lavorano insieme nel modo più efficace.

RESPIRO CONSAPEVOLE: ESERCIZIO

Mettiti comoda, seduta o distesa, e concediti un attimo per sentire come il tuo corpo è seduto o disteso. Come se tu volessi fare una foto: prendi atto di quali parti del tuo corpo sono più rilassate, quali un po' più tese. Quali parti del tuo corpo si toccano fra loro, quali toccano il letto/il pavimento/la sedia.. quali sono scoperte e quali a contatto con l'aria.

Prendi atto di quali parti del tuo corpo si sollevano mentre inspiri, e si abbassano dolcemente mentre espiri…

Concediti di sentire semplicemente come è il tuo corpo in questo momento... concediti di sentire la calma e la quiete del tuo corpo, intorno al tuo bambino.
Con i respiri successivi inspira profondamente dal naso, al massimo, trattieni qualche secondo l'aria, poi inspira ancora un poco e lascia andare... Come un sospiro, dalla bocca...
Quando espiri lascia semplicemente uscire l'aria, senza sforzo, rilasciando completamente...
E di nuovo inspira, trattieni brevemente, inspira ancora un poco...
E lascia andare...

Ripeti questa respirazione per 5 o 6 volte e poi concediti 5 minuti per restare distesa e semplicemente respirare e sentire com'è cambiato il tuo respiro e se e come il tuo bambino reagisce.

Alla fine di questo libro troverai alcune pagine per tenere un diario delle tue respirazioni.
Usale per registrare le respirazioni che fai e, soprattutto, come hai sentito reagire il tuo bambino.
Sarà bello riguardare indietro e renderti conto di quanti momenti avete condiviso e quanto anche lui abbia partecipato.

* *La pratica è davvero essenziale e può fare una grande differenza nella vita in generale e durante il parto in particolare.*
Anche se questo diario è settimanale e non include una respirazione ogni settimana, ti consigliamo vivamente di ritagliarti pochi minuti ogni giorno per almeno uno degli esercizi di respirazione e/o un rilassamento un po' più lungo. Tutti gli audio sono disponibili sul nostro sito. www.ilpartopositivo.com

PUOI PRENDERE IL TUO BAMBINO PER MANO ANCHE MENTRE È NELLA PANCIA. BASTA UN BEL RESPIRO PROFONDO.

Gratitudine

Pensa a qualcuno che devi ringraziare.
Questa volta non è nemmeno necessario che ti limiti a persone vive, alle quale puoi recapitare un biglietto.
Può essere la nonna, Mozart o Martin Luther King. Pensa alla persona che ha avuto un impatto enorme nella tua vita e ringraziala mentalmente.

Sentiti libera di scrivere qui sotto il suo nome e qualche riga di ringraziamento. Oppure non farlo. L'importante è che tu riconosca e onori mentalmente la gratitudine che provi verso questa persona.

Grazie ______________________ per ____________________

____

____

QUANDO
CI FOCALIZZIAMO
SULLA GRATITUDINE
IL BICCHIERE
È MEZZO PIENO.

L.O.V.E

Impara Osservando
Fai un passo indietro, guarda le cose con un po' più di distacco.
Osserva i segni del tuo corpo
Puoi usare queste domande come spunto, ma ricordati di essere aperta a tutto quello che ti capita di sentire quando ti fermi un attimo e inizi a osservare.

Come sta cambiando il mio corpo? Mettiti nuda davanti allo specchio. Guardati senza giudizio. Osservati con amore.

Il solo fatto di essere in piedi nuda davanti allo specchio può essere vissuto molto diversamente da ciascuna di noi.
Registra, onestamente, com'è per te:

____

____

Movimento	○ ○ ○ ○ ○ ○	Staticità ____________
Rumore	○ ○ ○ ○ ○ ○	Silenzio ____________
Odore sgradevole	○ ○ ○ ○ ○ ○	Profumo ____________
Gusto metallico	○ ○ ○ ○ ○ ○	Gusto dolce ____________
Calma	○ ○ ○ ○ ○ ○	Irrequietezza ____________

Come sto quando resisto o ignoro queste sensazioni?

Come sto quando accolgo e riconosco queste sensazioni?

Strategia da provare
Cosa sono le cose che mi fanno stare bene? Fai in modo di includerle il più possibile nella tua routine.

Rimani attenta e connessa: il tuo corpo e la tua mente cambiano ogni giorno. Forse quello che funzionava ieri non funziona oggi. Investi di nuovo quei cinque minuti di L.O.V.E e scopri dove ti porta il mare.

LA COSA BELLA
DELL'ESSERE INCINTA
È CHE PER VOLERE BENE
AL TUO BAMBINO
DEVI VOLERE BENE
AL TUO CORPO.

Speciale papà

Caro futuro papà,

Magari stai leggendo queste righe solo perché la futura mamma del tuo bambino ti ha supplicato, se non obbligato.
Forse lo fai solo per evitare un'altra crisi di pianto inconsolabile quanto inspiegabile da parte della tua molto amata e molto incinta dolce metà.
Ti starai magari chiedendo come uscirne senza innescare un altro disequilibrio ormonale e relative lacrime. Non saresti l'unico, tranquillo! E capiamo benissimo le tue ragioni.

A questo punto della gravidanza hai certamente capito, e quasi certamente toccato con mano, quanto emotiva e sensibile – a tratti irrazionale, diciamocelo! – una donna incinta può diventare.
Quello che forse prima non sapevi, invece, è che proprio questa sorta di irrazionalità, questo modo atipico che il suo cervello ha di lavorare, è altamente collegato alla fisiologia del parto. Il cervello di tua moglie, della tua amica, della tua compagna, si sta mettendo nella condizione fisiologica ottimale perché lei possa partorire il vostro bambino: dando più peso alla parte del cervello che si occupa di sopravvivenza e riproduzione e meno peso a quella che serve per fare i sudoku o compilare la dichiarazione dei redditi.
E c'è di più: il cervello di tua moglie sta cambiando – davvero,

fisicamente! – per prepararla a fare la mamma. E anche se ci sembra strano, il sistema della mamma ha meno bisogno di logica e più bisogno di empatia ed emozioni.

La cattiva notizia è che provare a cambiare le cose non darebbe grandi risultati: quando nel cervello prende il sopravvento il pilota emotivo, ogni tentativo di parlare alle corde della ragione ha il potenziale di ritorcersi contro di te, contro la futura mamma, e anche contro il vostro bambino mettendo in circolo ormoni poco utili.

La buona notizia è che saperlo non solo ti dà strumenti per capire meglio cosa sta accadendo e un buon motivo per essere paziente, ma ancora di più: ti dà un compito specifico e molto pratico. Tocca a te essere la parte razionale della coppia, soprattutto durante il travaglio. La persona in grado di interagire con l'esterno (persone e ambienti) in modo razionale e critico.
Il protettore della bolla quasi magica nella quale la tua compagna deve entrare per ritornare con il vostro bambino tra le braccia.

Un travaglio dolce per la tua compagna può essere determinante perché il tuo bambino nasca con dolcezza.

Una nascita dolce è un grande passo verso uno sviluppo piacevole ed efficace del vostro bambino e delle vostre relazioni reciproche, oltre a essere una bella avventura di per sé.

Tu puoi fare la differenza, a partire da oggi.

LA MENTE INTUITIVA
È UN DONO SACRO,
E LA MENTE RAZIONALE
È UN FEDELE SERVO. NOI ABBIAMO CREATO
UNA SOCIETÀ CHE ONORA IL SERVO E HA
DIMENTICATO IL DONO.

(A. EINSTEIN)

Conoscere il mare

I recettori dell'olfatto si stanno sviluppando nel naso del tuo piccolo. Le connessioni tra i recettori e il cervello saranno completamente connesse alla 19esima settimana di gestazione.

Definire la rotta

Domanda Come può cambiare il modo in cui io penso al mio bambino? Metti un cerchio intorno al punto tra i due estremi più vicino alla tua risposta e aggiungi i tuoi commenti:

Inesperto ○ ○ ○ ○ ○ ○ Capace ____________

Passivo ○ ○ ○ ○ ○ ○ Attivo ____________

Negativo ○ ○ ○ ○ ○ ○ Positivo ____________

Indifeso ○ ○ ○ ○ ○ ○ Portentoso ____________

____

____

Domanda Come può cambiare il mio comportamento?

Inesperta ○ ○ ○ ○ ○ ○ Competente ____________

Passiva ○ ○ ○ ○ ○ ○ Attiva ____________

Negativa ○ ○ ○ ○ ○ ○ Positiva ____________

Impaurita ○ ○ ○ ○ ○ ○ Fiduciosa ____________

____

____

LE MAMME SANNO
GIÀ TUTTO,
MA NON LO SANNO.
LORO SANNO PARTORIRE
E I LORO BAMBINI
SANNO NASCERE.

(F. LEBOYER)

Hypnobirthing

15 MINUTI DI RILASSAMENTO PROGRESSIVO

Puoi fare questo esercizio da sola, o, se avete voglia, fartelo leggere ad alta voce, lentamente e con dolcezza dal futuro papà. Poi può farlo anche lui!

Siediti comoda, concediti di trovare una posizione ben supportata, di' a te stessa "Mi concedo di rilassarmi".
Quando sei pronta, chiudi gli occhi e fa' qualche respiro molto profondo e lento… Lascia uscire l'aria senza sforzo, come un sospiro… Lungo lento… E mentre espiri di' a te stessa "Mi lascio andare".

Se qualche pensiero ti distrae, come è normale, lascialo passare nella tua mente, prendine atto e lascialo lì, fai un passo indietro dentro di te e torna a focalizzarti sul respiro dicendo a te stessa "Lascio andare".

Allo stesso modo, se senti un suono esterno, usalo come un segnale, per tornare a concentrarti solo sul respiro e pensare "Lascio andare".

Sentendo il tuo respiro farsi profondo e lento, porti l'attenzione sulla tua testa, senti ogni parte della testa, fuori e dentro la tua testa, rilassarsi, distendersi… Completamente calma…

E ora porti l'attenzione sul tuo volto, la pelle, i muscoli e ti concedi di rilassare ogni parte del tuo volto… La fronte, i muscoli intorno agli occhi, le guance e li rilassi sempre di più mentre continui... E porti l'attenzione sulla lingua, che si stacca dal palato e si rilassa... Con il prossimo respiro, lento e profondo, lasci andare il collo, la nuca... Porti l'attenzione sulle spalle, che si distendono e rilasciano ogni tensione... E porti l'attenzione sulle braccia... Per rilassarle e distenderle... Dalle spalle fino alla punta di ogni dito... Con un altro respiro lento e morbido porti l'attenzione sul tuo petto, e lo senti rilassato e calmo... E ancora più giù, senti la tua pancia, che si rilassa e si ammorbidisce, cullando il tuo bambino... E ti lasci scendere sempre più dentro di te... Più profondamente rilassata... Giù fino all'area pelvica, che ora si rilassa e ammorbidisce... E mentre ti lasci andare sempre di più porti l'attenzione sulle gambe, l'interno coscia, il retro delle gambe, le ginocchia... Lo stinco e i polpacci... E senti ogni cosa distendersi e rilassarsi... Giù fino ai piedi... Sempre più calma...

E ti concedi di sentire tutto il tuo corpo completamente calmo cullare il tuo bambino con dolcezza ... Ti concedi di sentire il ritmo del tuo respiro... Lento, calmo... Lasci andare... Sempre più giù, dentro di te... E ora ti accorgi di poterti lasciare andare ancora un po' di più... Mente e corpo perfettamente allineati... Un senso di calma, sicurezza, fiducia... Ti lasci andare ancora un po' di più e concedi a te stessa, al tuo corpo e al tuo bambino di godere questo momento... Godere di ogni respiro... Sempre più giù... Al sicuro, con calma...

Concediti di rimanere così qualche minuto, assapora la pace, la calma, la connessione con il tuo bambino.

Quando è ora di tornare alla tua giornata, conti lentamente fino a 5 o se qualcuno legge per te, dice:

5…fai tornare l'energia nel tuo corpo…
4 riprendi contatto con l'ambiente esterno
3 inizi a muoverti piano…
2 il corpo riprende peso
1 con calma riapri gli occhi.

Bastano pochi minuti di rilassamento per recuperare energie e sentirsi davvero calme e positive!

SE MI RILASSO
SI RILASSA ANCHE
IL MIO BAMBINO.

Gratitudine

Adesso che hai ringraziato le persone che ti stanno più a cuore e che sai quanto sia utile e piacevole la gratitudine, prova a riflettere sulle cose che ti sono successe oggi per le quali puoi essere grata.
Si può trattare di qualcosa di grande o qualcosa di piccolo, l'amore della tua vita, o anche solo un parcheggio comodo, un sorriso inaspettato, un riflesso nell'acqua. Qualsiasi cosa sia, scrivila qui sotto.
Se ce ne sono tante, non dimenticarne neanche una!
D'ora in poi, puoi fare questo esercizio tutti i giorni.
Al tuo cervello piace molto ringraziare, i risultati sono straordinari.
Provare per credere!

OGGI SONO GRATA PER QUESTE RAGIONI:

L.O.V.E

Impara Osservando
Fai un passo indietro, guarda le cose con un po' più di distacco. Osserva i segni nella tua relazione con il papà del tuo bambino. Puoi usare queste domande come spunto, ma ricordati di essere aperta a tutto quello che ti capita di sentire quando ti fermi un attimo e inizi ad osservare.

Come sta cambiando la nostra relazione?

Movimento	○	○	○	○	○	○	Staticità	______
Rumore	○	○	○	○	○	○	Silenzio	______
Odore sgradevole	○	○	○	○	○	○	Profumo	______
Gusto metallico	○	○	○	○	○	○	Gusto dolce	______
Calma	○	○	○	○	○	○	Irrequietezza	______

Come sto quando ignoro o resisto a queste sensazioni?

Come sto quando accolgo e riconosco queste sensazioni?

Strategia da provare
Cosa sono le cose che ti fanno stare bene?
Fai in modo di includerle il più possibile nella tua routine.

Rimani attenta e connessa: il tuo corpo e la tua mente cambiano ogni giorno. Forse quello che funzionava ieri non funziona oggi. Investi altri 5 minuti di L.O.V.E e rimettiti in gioco.

CONOSCERSI ABBASTANZA
PER SAPERE DI COSA
SI HA BISOGNO.
ESSERE ABBASTANZA UMILI PER
CHIEDERLO.
ESSERE ABBASTANZA
FORTI PER ESIGERLO.

Hypnobirthing

La paura è nemica del parto. Ogni preoccupazione, pensiero negativo e paura ha un impatto fisico e reale sul tuo cervello, sul tuo bambino e sul tuo parto.

La buona notizia è che puoi decidere di usare in modo positivo ogni preoccupazione e imparare a pensare in modo costruttivo. La paura può essere un freno e un fardello (scatena adrenalina, e con adrenalina in circolo le cose in sala parto tendono a rallentare parecchio e farsi assai dolorose), oppure una piattaforma da cui prendere la rincorsa. Usiamola per prendere la rincorsa e spiccare il volo allora!

Dividi a metà un foglio: sulla sinistra scrivi tutto quello che ti preoccupa o spaventa rispetto al tuo parto. Senza filtri né giudizi. Puoi farlo con il futuro papà o da sola, oppure su due fogli separati che unirete dopo.

Quando hai finito, rileggi, tira una riga sull'oggetto della paura e a destra scrivi l'antidoto: l'affermazione positiva da formulare al posto di "ho paura di".

Nella tabella di pagina 80 trovi alcuni esempi relativi alle preoccupazioni più frequenti: puoi usarli così come sono o renderli tuoi. Usa un linguaggio personale, ma assicurati che sia positivo e al presente. Per esempio al posto di "Non ci sarà pericolo" formula "Mi sento al sicuro".

Applica questo filtro a ogni dubbio e preoccupazione ti venga in mente per tutto il resto della gravidanza.

Scrivi/Disegna/Stampa/Crea poi le tue affermazioni positive e tienile in punti nei quali tu possa vederle regolarmente (nell'agenda, sul frigo, sulla scrivania...). Possono essere più o meno artistiche, dal semplice post-it al disegno ad acquerello, secondo la tua personalità. L'importante è che siano parte della tua quotidianità, di quello che pensi almeno una volta al giorno.

LE MIE PAURE	ANTIDOTO: AFFERMAZIONE POSITIVA
~~Il dolore~~	Il mio corpo sa partorire. Accolgo ogni sensazione con calma e rilassamento.
~~Le contrazioni~~	Le onde dell'utero sono un movimento che il mio corpo sa fare. Quando ne sento una arrivare respiro e mi lascio andare. Ogni onda mi avvicina a conoscere il mio bambino.
~~Il bambino troppo grande~~	Il mio bambino è della dimensione perfetta per il mio corpo.
~~Di non farcela~~	Sto facendo un intero essere umano dal nulla, di sicuro so anche farlo nascere.
~~Che il bambino si incastri~~	Il mio corpo si apre con dolcezza e con potenza.
~~Di avere un'ostetrica antipatica~~	Scelgo con cura chi ha l'onore di assistermi. So di essere protetta.

NON C'È NIENTE
DI CUI AVERE PAURA.
BISOGNA SOLO CAPIRE.

(M. CURIE)

Conoscere il mare

I recettori del gusto si sono già sviluppati e il tuo bambino sa già gustare il liquido amniotico. È salato e varia persino leggermente a seconda di quello che mangi tu.

Definire la rotta

Domanda Come può cambiare il modo in cui io penso al mio bambino? Metti una crocetta fra i due estremi e aggiungi i tuoi commenti.

Inesperto ○ ○ ○ ○ ○ ○ Capace ______________________

Passivo ○ ○ ○ ○ ○ ○ Attivo ______________________

Negativo ○ ○ ○ ○ ○ ○ Positivo ______________________

Indifeso ○ ○ ○ ○ ○ ○ Portentoso ______________________

____

____

Domanda Come può cambiare il mio comportamento e la mia percezione di me?

Inesperta ○ ○ ○ ○ ○ ○ Competente ______________________

Passiva ○ ○ ○ ○ ○ ○ Attiva ______________________

Negativa ○ ○ ○ ○ ○ ○ Positiva ______________________

Impaurita ○ ○ ○ ○ ○ ○ Fiduciosa ______________________

____

____

LE ESPERIENZE
CHE IL MIO BAMBINO FA
NELLA PANCIA DANNO
L'IMPRONTA ALLE SUE
ASPETTATIVE.
LO PREPARO
A UN MONDO BUONO.

Hypnobirthing

5 MINUTI DI CONSAPEVOLEZZA CORPOREA

Mettiti comoda.
Fai qualche respiro profondo, con calma.
Concediti un momento per sentire semplicemente come è disteso/seduto il tuo corpo.
Fai dei respiri profondi, inspirando dal naso e espirando lentamente dalla bocca. Senza sforzo, come un sospiro.

Come se tu volessi fare una foto: prendi atto di quali parti del tuo corpo sono più rilassate, quali un po' più tese. Quali parti del tuo corpo si toccano fra loro, quali toccano il letto, il pavimento, la sedia… Quali sono scoperte e a contatto con l'aria.

Prendi atto di quali parti del tuo corpo si sollevano mentre inspiri, e si abbassano dolcemente mentre espiri…

Ora porta l'attenzione sulla pancia, e fai in modo che si sollevi dolcemente quando inspiri e si abbassi leggermente quando espiri… Culla il tuo bambino in questo movimento.

Resta così, pochi minuti, a sentire semplicemente come è rilassato il tuo corpo … Concediti di sentire la calma e la quiete del tuo corpo, intorno al tuo bambino.

Ricordati di segnare come ha reagito il tuo bambino!

LA DOLCEZZA
È PARTE INTEGRANTE
DELLA SICUREZZA.

Gratitudine

Come sta andando con il tuo diario della gratitudine?
Speriamo bene. E oggi ti proponiamo un modo simile ma un po' più rapido di allenarti alla riconoscenza.
Scegli un giorno della settimana (perché non oggi?) in cui ti prendi cinque minuti per pensare a tre cose fondamentali di cui puoi essere grata.
Può essere il fatto di avere un tetto sopra la testa, di vedere il cielo ogni giorno, di non soffrire la fame. Puoi sentirti grata di portare questo bambino, figlio di questo papà. Puoi sentirti grata della tua vita finora o anche solo del fatto di respirare… e di tutte le altre cose che, qualsiasi sia la tua situazione, se ti fermi un attimo a riconoscerle, meritano davvero gratitudine nella tua vita.

LE COSE FONDAMENTALI NELLA MIA VITA, PER LE QUALI MI SENTO GRATA, SONO…

____

____

____

LA FELICITÀ NON
SI RAGGIUNGE
OTTENENDO QUALCOSA CHE
NON SI HA,
MA APPREZZANDO
CIÒ CHE SI HA.

L.O.V.E

Impara Osservando

Fai un passo indietro, guarda le cose con un po' più di distacco. Osserva i segni nella tua relazione con la tua mamma o la figura femminile più presente nella tua vita*.

Puoi usare queste domande come spunto, ma ricordati di essere aperta a tutto quello che ti capita di sentire quando ti fermi un attimo e inizi a osservare.

Come sta cambiando la nostra relazione?

Movimento	○ ○ ○ ○ ○ ○	Staticità	______________
Rumore	○ ○ ○ ○ ○ ○	Silenzio	______________
Irrequietezza	○ ○ ○ ○ ○ ○	Calma	______________

Come sto quando accolgo e assecondo queste sensazioni?

____

____

Come sto quando ignoro o resisto a queste sensazioni?

____

____

Strategia da provare

Cosa sono le cose che ti fanno stare bene? Fai in modo di includerle il più possibile nella tua routine.

Rimani attenta e connessa: il tuo corpo e la tua mente cambiano ogni giorno. Forse quello che funzionava ieri non funziona oggi. Ripeti questo esercizio ogniqualvolta tu abbia bisogno di ridefinire la strategia.

** Se la tua mamma non può essere accanto a te in questo periodo puoi riflettere sui cambiamenti che avvengono nel modo in cui ti rapporti al suo ricordo o al pensare a lei. Qualsiasi sia la tua situazione personale e familiare, privatissima, è il momento di fermarti un attimo a osservare e prendere atto del modo in cui vivi/pensi/ti relazioni alla tua mamma. Stai per diventare mamma tu stessa!*

Speciale papà

Corteccia prefrontale:
- Moderazione della condotta sociale
- Espressione della personalità
- Processo decisionale

Sistema limbico:
- Emotività
- Memoria a breve termine
- Olfatto

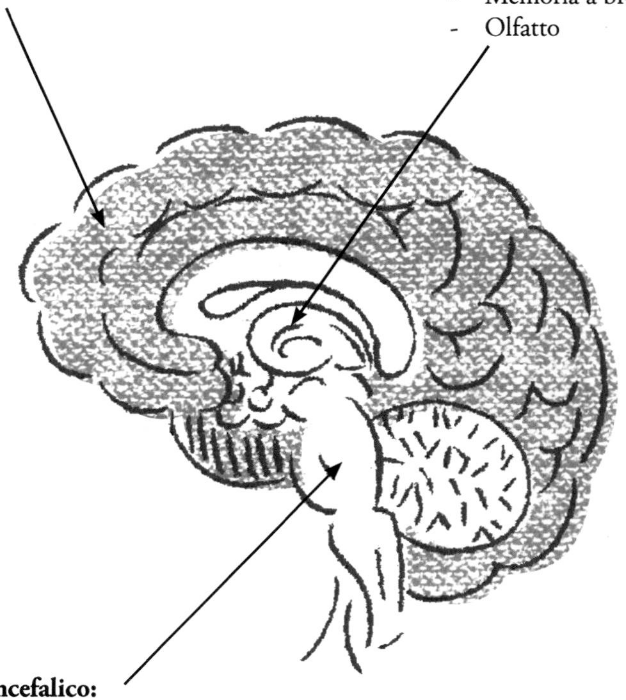

Tronco encefalico:
- Respirazione
- Temperatura corporea
- Circolazione

Qui a fianco vedi un'immagine del cervello umano. Abbiamo indicato tre zone del cervello che cambiano molto durante la gravidanza:

1) **Il tronco encefalico:** struttura più primitiva legata alla sopravvivenza (ce l'hanno anche le lucertole).

2) **Il sistema limbico:** struttura intermedia, di cruciale importanza per i processi emotivi (ce l'hanno anche i cani).

3) **La corteccia prefrontale:** struttura altamente sofisticata, sede della pianificazione delle nostre azioni in base ai nostri pensieri e ai nostri obbiettivi (così sviluppata, ce l'abbiamo solo noi umani adulti).

Durante la gravidanza, i sistemi più "primitivi" assumono un ruolo prominente: la sopravvivenza della mamma, del bambino e la perpetuazione della specie sono d'un tratto estremamente importanti, come per tutti i mammiferi. Non a caso, la futura mamma diventa spesso più sensibile agli odori (segnale di potenziali rischi di avvelenamento o altri pericoli), molto meno incline a fare sforzi fisici (che potrebbero danneggiare lei o il vostro bambino) e le sue emozioni assumono un'intensità mai vista prima (perché sono le emozioni a guidarla nella sua interazione con il vostro cucciolo).

Ripercorri gli eventi della settimana scorsa e trova almeno un episodio in cui la tua compagna ha mostrato un comportamento che ti ha sorpreso in ognuno di questi tre ambiti. Qual è stata la tua risposta? Hai risposto con la logica a tutti i suoi comportamenti o solo ad alcuni?

Esempi

1) **Lei ha avuto un comportamento razionale quando**: (es. Si è messa a ricercare tutti gli ospedali della vostra regione e a trovarne i pro e i contro.)

____

____

Tua risposta: ______________________________

____

RICORDA: La razionalità sarà il tuo cavallo di battaglia per i prossimi mesi. Mettila a disposizione di tutta la famiglia! Aiuta tua moglie nelle ricerche, redigi una tabella con tutti i pro e i contro, chiama i vari ospedali, informati. Facendo questo, le permetterai di risparmiare energie preziose ora che sai che, per il cervello di una mamma in attesa, usare la razionalità richiede un bello sforzo.

2) **Lei ha avuto un comportamento emotivo quando:** (es. Si è arrabbiata a morte perché una sconosciuta le ha toccato la pancia senza prima chiederle il permesso.)

____

____

Tua risposta: ______________________________

____

RICORDA: Non trovare ragioni razionali per scusare la sconosciuta in questione (o reagire al comportamento emotivo in generale). Ascolta la tua compagna, riconosci la sua rabbia e condividi il fastidio con lei. Non le serve la logica, le serve empatia.

3) **Lei ha avuto un comportamento di sopravvivenza quando:** (es. È scoppiata in lacrime nel bel mezzo di un film nel quale si faceva un vago accenno alla morte di un gattino.)

____

____

Tua risposta: ______________________________

____

____

RICORDA: Abbracciala forte. Non parlare. Falle sentire che sei lì per proteggere lei e il vostro bambino. Falle sentire con il tuo calore che nella vostra famiglia tutti i gattini sono al sicuro.

Nelle prossime settimane trovare esempi per il punto 1 potrebbe diventare più difficile. Gli esempi per i punti 2 e 3 invece potrebbero diventare assai frequenti.
Ora sai perché.
Puoi concederti di riconoscere la base scientifica dietro i contorni sfumati dei comportamenti poco razionali e puoi accettarli con la forza e la dolcezza di un vero papà.

UN PAPÀ È UN
UOMO QUALUNQUE
CHE L'AMORE HA
TRASFORMATO IN UN
EROE.

Conoscere il mare

L'udito del tuo bambino si sta sviluppando. Fra qualche settimana rumori esterni lo faranno sussultare e sarà addirittura capace di riconoscere la tua voce. Pensa che il modo nel quale si esprimerà appena nato dipende dalla lingua che parli tu: il tuo piccolo piangerà nella tua lingua (È vero! I neonati francesi per esempio piangono con una melodia crescente, mentre i piccoli tedeschi piangono con una melodia calante. Dimostrato in laboratorio!).

Definire la rotta

Domanda Come può cambiare il modo in cui io penso al mio bambino? Metti una crocetta fra i due estremi e aggiungi i tuoi commenti.

Inesperto	○ ○ ○ ○ ○ ○	Capace	______
Passivo	○ ○ ○ ○ ○ ○	Attivo	______
Negativo	○ ○ ○ ○ ○ ○	Positivo	______
Indifeso	○ ○ ○ ○ ○ ○	Portentoso	______

______

______

Domanda Come può cambiare il mio comportamento e la mia percezione di me?

Inesperta	○ ○ ○ ○ ○ ○	Competente	______
Passiva	○ ○ ○ ○ ○ ○	Attiva	______
Negativa	○ ○ ○ ○ ○ ○	Positiva	______
Impaurita	○ ○ ○ ○ ○ ○	Fiduciosa	______

______

______

Hypnobirthing

RESPIRAZIONE LUNGA. (Durata ideale 10/15 minuti, ma ne bastano anche 3.)

Mettiti in una posizione comoda, seduta o sdraiata non importa. Concediti un attimo per sentire come è posizionato il tuo corpo e chiudere gli occhi.

Inspira lentamente, dal naso, contando fino a 4 e poi espira ancora più lentamente, dalla bocca, contando fino a 8. Lascia uscire il respiro in modo fluido, lento e profondo. Immagina di sentirlo scivolare giù dentro il petto, lo stomaco e attraverso tutto il corpo. Come se tutto il corpo stesse respirando.

Dopo 3 o 4 respiri, sempre contando fino a 4 ed espirando contando fino a 8, inizia ad allungare il conto.

Inspira contando fino a 6 e espira contando fino a 12. Usa ogni espirazione per sentire ogni tensione lasciare il tuo corpo. Concentrati solo sul tuo respiro, lungo, lento e allungalo ancora un po' di più.

Dopo qualche respiro così, allunga ancora di più, e arriva fino a 10, espirando contando fino a 20. Ripeti per qualche respiro sempre contando e poi cerca di allungarlo ancora un po' di più.

Lasciati andare, continua così e scopri fino a che numero riesci ad arrivare…

Ripeti questo esercizio spesso. Ti accorgerai che riuscirai a tenerlo sempre più a lungo, contando addirittura fino a 20 e oltre mentre inspiri.

Ricordati comunque che non si tratta di una gara contro te stessa e semplicemente osserva come ti fa sentire questo esercizio oggi. La cosa più importante rimane il rilassamento profondo e scoprire che il tuo respiro è davvero molto potente e può diventare lentissimo e lunghissimo. Questa cosa è molto utile per rilasciare stress e anche per allenarsi a quando sarà il momento di accogliere e accompagnare il lavoro del tuo utero in travaglio.

P.S. Ricordati del diario delle respirazioni. Fermati sempre a riconoscere come ha reagito il tuo bambino. Quando ti rilassi… piace molto anche a lui!

LA CALMA
È SEMPRE
UNA SCELTA.

Gratitudine

Prega.
Questa è bella tosta, lo sappiamo.
Come rivolgersi a un gruppo di genitori nel 2017 e chiedere loro di pregare? Stiamo forse incitandoli a non prendersi le proprie responsabilità?
Stiamo forse insinuando che alla fin fine, checché ne dica la scienza, è tutta una questione di fede? Vogliamo forse fare proseliti di qualche setta spirituale?
Certamente no.
Però l'Italia è costellata di chiese meravigliose, capolavori di architettura e bellezza anche per chi è ateo.
E se la bellezza non basta e vogliamo la scienza, ricordiamo che gli esperimenti sul cervello umano ci dicono che pregare fa bene.
E allora vi consigliamo di trovarvi qualcuno da pregare, magari accendere una candela, come qualcuno di noi faceva con la nonna da bambini e di farlo regolarmente, o almeno ogni tanto.
Se non altro questa settimana…!

ESCI DALLA COMFORT ZONE.

L.O.V.E

Impara Osservando

Fai un passo indietro, guarda le cose con un po' più di distacco. Osserva il tuo bambino. Quante cose sono cambiate dall'ultima volta che hai fatto questo esercizio!
Sai già che puoi usare queste domande come spunto, ma ricordati di essere aperta a tutto quello che ti capita di sentire quando ti fermi un attimo e inizi ad osservare.

Come si fa sentire il mio bambino? Appoggia una mano sulla tua pancia. Fai qualche bel respiro profondo.

Movimento	○ ○ ○ ○ ○ ○	Staticità	________________
Rumore	○ ○ ○ ○ ○ ○	Silenzio	________________
Irrequietezza	○ ○ ○ ○ ○ ○	Calma	________________

Come sto quando accolgo e assecondo queste sensazioni?

Come sto quando ignoro o resisto a queste sensazioni?

Strategia da provare

Cosa sono le cose che ti fanno stare bene?
Fai in modo di includerle il più possibile nella tua routine.

Rimani attenta e connessa: il tuo corpo e la tua mente cambiano ogni giorno. Forse quello che funzionava ieri non funziona oggi. Prendi l'abitudine di fare questo esercizio ogni volta che senti il bisogno di cambiare qualcosa. Ti aiuterà a mettere in atto i cambiamenti giusti per te al momento giusto per te.

Ascoltiamo insieme

Non solo il tuo bambino ora ha orecchie per ascoltare, ma sta anche sviluppando un tipo di memoria sensoriale che, quando sarà nato, gli permetterà di riconoscere i suoni che ha sentito in utero. La tua voce, ovviamente, resterà il suo suono del cuore, del tutto unica perché è la sola che il tuo piccolo possa sentire "dall'interno", senza il filtro della tua pancia.
Se suoni uno strumento, ora potresti avere voglia di suonare per lui. E, in generale, potrebbe piacerti l'idea di cominciare a condividere le tue musiche preferite con tuo figlio.

Noi questa settimana invitiamo te e il tuo bambino (ma anche il papà!) ad ascoltare la nostra playlist su Spotify:

Abbiamo raccolto alcune musiche e canzoni che ci piace dedicare a tutti i bambini non ancora nati, che da dentro le pance delle loro mamme tendono le orecchie al mondo fuori. Perché sappiano che li aspetta un mondo pieno di bellezza e siano pronti a cercarla, riconoscerla e crearla quando sarà il momento.

SOLO STORIE DI PARTI POSITIVI GRAZIE.
IL MIO BAMBINO ASCOLTA.

Conoscere il mare

Anche se l'utero è un posto piuttosto buio e anche se il liquido amniotico è così diverso dall'aria a cui gli occhi del tuo bambino si dovranno adattare, il senso della vista inizia già ad allenarsi. Le connessioni fra i recettori degli occhi e il cervello si stanno preparando per quello che sarà presto il senso dominante del tuo piccolo.

Definire la rotta

Domanda Come può cambiare il modo in cui io penso al mio bambino? Metti una crocetta fra i due estremi e aggiungi i tuoi commenti.

Inesperto ○ ○ ○ ○ ○ ○ Capace ____________________

Passivo ○ ○ ○ ○ ○ ○ Attivo ____________________

Negativo ○ ○ ○ ○ ○ ○ Positivo ____________________

Indifeso ○ ○ ○ ○ ○ ○ Portentoso ____________________

____

____

Domanda Come può cambiare il mio comportamento e la mia percezione di me?

Inesperta ○ ○ ○ ○ ○ ○ Competente____________________

Passiva ○ ○ ○ ○ ○ ○ Attiva ____________________

Negativa ○ ○ ○ ○ ○ ○ Positiva ____________________

Impaurita ○ ○ ○ ○ ○ ○ Fiduciosa____________________

____

____

SEMBRA SEMPRE IMPOSSIBILE
FINO A QUANDO
NON LO HAI FATTO.

Hypnobirthing

Con gli esercizi di respirazione che hai praticato fino ad ora hai iniziato a sentire un modo nuovo di connetterti a te stessa, il tuo corpo e il tuo bambino. Potresti avere voglia di usarli in maniera ancora più profonda, approfittandone per alimentare di positività anche la parte meno razionale del tuo cervello (quella che si prepara per mettersi alla guida di ogni parto fisiologico).

Qui sotto trovi un rilassamento un po' più lungo. Segue la traccia di uno di quelli che puoi richiedere dal nostro sito, ma qui alcuni spazi sono lasciati vuoti. Rendilo tuo: riempili con le tue affermazioni positive (quelle che hai creato affrontando le tue paure o altre che hai trovato e ti piacciono).

Assicurati che ogni affermazione sia positiva e al presente (es. al posto di "Non ci sarà pericolo" scrivi "Sono al sicuro").

Una volta completato, puoi ripeterlo e farlo mentalmente in autonomia. Oppure registrarlo, o ancora meglio fartelo leggere ad alta voce da qualcun altro, perché non dal futuro papà? Tra l'altro il tuo bambino apprezzerà molto imparare ad associare la voce del suo papà a uno stato di calma intorno a lui!

Mettiti comoda e lasciati andare.
Inizi a respirare con calma… profondamente… Senti il respiro entrare e uscire lentamente e sai che con ogni espirazione puoi rilasciare ogni tensione…
Con un altro bel respiro ti lasci scivolare giù e semplicemente lasci andare ogni pensiero… Ti concentri sull'aria che entra, e porta ossigeno e luce a ogni parte di te… E ti concentri sull'aria che esce… Portando via con sé ogni stress e tensione…
Il respiro rallenta…

Con ogni inspirazione immagina di stare respirando una luce calda e dorata… Che raggiunge ogni parte di te… E con l'aria che esce quando espiri, rilasci ogni tensione… Senti la luce dorata riscaldare, illuminare e rilassare ogni parte, dalla cima della testa, il volto, il petto, le braccia, la pancia, l'area pelvica, le gambe… Fino ai piedi. Ti senti completamente calma e rilassata, piena di luce tiepida, dalla cima della testa alla punta dei piedi.

Ogni respiro ti porta alla mente una certezza nuova, la senti tua…
La luce brilla nella tua mente: chiara, lucida, positiva.

Lasci che il tuo corpo respiri in autonomia, potente…

E ti concedi di dirti e ripeterti tutto quello che dipende da te, ti concedi di ritrovare dentro di te una forza e un istinto che non sapevi neanche di avere.

Inspiri profondamente, e quando espiri dici a te stessa
"Scelgo di sentirmi ________________________________"

Scendi giù, dentro di te, e ogni volta che espiri, lentamente, profondamente, ripeti mentalmente una cosa che sai, che desideri, che fai.

Io, del mio corpo, mi fido… Un bel respiro:
So che ____

Un istinto antico e ancestrale è dentro di me…
Scelgo di sentirmi____________________________________

(Un altro respiro lento e profondo e quando espiri:)

La gravidanza, il travaglio e il parto sono processi naturali…

La mia gravidanza è__________________________________

Il mio travaglio è_____________________________________

Il mio parto è____

So partorire, come so respirare, come so digerire.
Sono capace di ______________________________________

Il mio bambino si fida di me.

Penso al mio bambino e gli dico che
noi due ____

Mi lascio andare, rilascio ogni tensione… Ora e per tutti i miei 4 trimestri….

Accetto ogni sensazione del travaglio con rilassamento profondo,
____

Quando è il momento, accolgo ogni onda

____

Ogni onda è un passo che mi avvicina al mio bambino…

Mi godo le pause tra un'onda e l'altra per riposare… Con un sorriso… So che il mio travaglio è______________________

So che il mio bambino è della dimensione perfetta per il mio corpo...

Con ogni movimento dell'utero

____

Con ogni movimento dell'utero mi lascio andare e

____

Inspiro profondamente e lascio che l'espirazione sia lenta e profonda… Con l'espirazione ammorbidisco ogni muscolo, ora e per tutto il travaglio…

Inspiro profondamente per accogliere ogni onda, ed espiro lentamente per lasciarla andare…

Lascio il mio corpo molle, abbandonato… So che l'utero è potente, so che il mio corpo ______________________________

Ogni movimento del mio bambino è un segnale per rilassarmi ancora di più...

Durante il travaglio uso le onde come segnali per lasciarmi andare ancora più giù…

Riconosco ______________________ in ogni parte di me

Accetto il mio travaglio e il mio parto, positiva,

____

So lasciarmi andare, aprirmi… Morbida

____

So di saper respirare fuori il mio bambino al momento giusto.

Sentirmi così positiva mi permette di ____________________

Mi stupisco della saggezza del mio corpo…

____

Scelgo il supporto migliore per me…

Scelgo il luogo per partorire che sento più mio…
Scelgo ____

Le persone che mi assistono mi proteggono…

____________________________________ mi protegge.

So di potermi fidare.

Porto un bambino con le donne di tutto il mondo, di tutta la storia… Una potenza infinita mi sorregge.

Scelgo di sentirmi ________________________________

Una forza senza tempo è già mia.

So che devo solo lasciarmi andare…

____

Ascolto il mio corpo e resto profondamente connessa al mio bambino…

Io partorisco, lui nasce. Condividiamo un'esperienza

____

Con ogni onda dell'utero lo sento scendere… E rilassando ogni parte di me lo lascio scendere… Al momento giusto e nel posto giusto…

Un cocktail di ormoni perfetto mi supporta…
Una voce interiore per il mio bambino e per me:
'____'

Con il procedere della gravidanza accolgo i cambiamenti del mio corpo ____

Con il procedere del travaglio accolgo le sensazioni sempre più intense ______________________________________

Mi affido al potere della vita che mi attraversa…

Mi lascio attraversare dalla forza meravigliosa di una vita che nasce…

Accolgo il ritmo del mio travaglio…

Quando è il momento cavalco le onde del mio utero… Un lavoro muscolare che il mio corpo sa fare… Glielo lascio fare… Mi lascio andare…

Con la forza di respiri profondi verso il basso… Dentro di me e fuori di me…sono pronta ad accogliere il mio bambino

____

Riconosco una connessione profonda con questa vita che sta crescendo…

È il mio bambino…

È____

Sto facendo un intero essere umano…
Di sicuro so anche farlo uscire con dolcezza.
Sono pronta a lasciarmi andare…
Per dare la vita con potenza e con dolcezza…
Il mio bambino nasce nel posto e al momento giusto…
Accolto da occhi e mani amorevoli…

Riconosco la meraviglia dei primi momenti insieme…
Sono pronta a ____________________________________

Aspetto di guardarlo negli occhi e sussurrargli
“____”

E con la prossima inspirazione… conto 1 2 3 e riapro gli occhi, calma e positiva.

SARÀ DOLOROSO?

NO,

SARÀ POTENTE.

Gratitudine

Medita.
Ok, forse l'ultimo esercizio di gratitudine (pregare) non è riuscito bene a tutti. Però alla meditazione veramente non si può dire di no!
La meditazione è una pratica che si utilizza per raggiungere una maggiore padronanza delle attività della mente, in modo che essa smetta il suo usuale chiacchiericcio di sottofondo e trovi un attimo di vera quiete.
Insomma, è sedersi, guardare nel vuoto e non concentrarsi su nessuno dei nostri pensieri in particolare.
Ci sono diverse applicazioni per smartphone gratuite che possono aiutare in modo facile e accessibile anche chi si sente meno incline a questa pratica. Oppure trovate un corso di meditazione, di mindfulness o yoga nella vostra città.
Provate, ne vale la pena: i benefici sono indiscussi, non solo in gravidanza.

L.O.V.E

Impara Osservando
Fai un passo indietro, guarda le cose con un po' più di distacco. Osserva i segni del tuo corpo. Quanto è cambiato in questi ultimi mesi.

Come sta cambiando il mio corpo? Mettiti nuda davanti allo specchio. Guardati senza giudizio. Osservati con amore.

Il solo fatto di essere in piedi nuda davanti allo specchio può essere vissuto molto diversamente da ciascuna di noi.

Registra, onestamente, com'è per te:

Movimento	○ ○ ○ ○ ○ ○	Staticità	______
Rumore	○ ○ ○ ○ ○ ○	Silenzio	______
Odore sgradevole	○ ○ ○ ○ ○ ○	Profumo	______
Gusto metallico	○ ○ ○ ○ ○ ○	Gusto dolce	______
Calma	○ ○ ○ ○ ○ ○	Irrequietezza	______

Come sto quando accolgo e assecondo queste sensazioni?

Come sto quando ignoro o resisto a queste sensazioni?

Strategia da provare
Cosa sono le cose che ti fanno stare bene? Fai in modo di includerle il più possibile nella tua routine.

Rimani attenta e connessa: il tuo corpo e la tua mente cambiano ogni giorno. Forse quello che funzionava ieri non funziona oggi. Ripeti questo esercizio ogniqualvolta la strategia smetta di funzionare.

PRIMA MI INFORMO.
POI SCELGO.

Speciale papà

Si tende a percepire il cervello delle donne incinte e delle mamme in generale come un organo che ha perso qualche colpo. Alle mamme (in attesa o meno) capita spesso di sentirsi derise e, forse ancora più spesso, di auto-deridersi perché il loro cervello non funziona come dovrebbe o almeno come ha fatto in passato: dimenticano cose, non riescono a concentrarsi, sognano a occhi aperti, si commuovono con niente. Ne abbiamo già parlato a proposito dei comportamenti razionali e di sopravvivenza, ricordi?

Attenzione però! La tua compagna non ha perso nessuna rotella. In un certo senso, la tua compagna ha molte più rotelle oggi di quanto ne abbia mai avute prima.

E questa non è l'opinione di due hippies post-femministe. No, no: c'è un bel articolone in Nature Neuroscience (Dicembre 2016) che ci mostra i fatti. La neuroscienziata Elseline Hoekzema e il suo team hanno esaminato la struttura dei cervelli di un campione di donne prima del concepimento, e dopo il parto. E hanno visto – sì proprio visto! – che c'era una bella differenza. Il cambiamento riguardava soprattutto lo spessore della materia grigia in alcune aree del cervello ed era visibile anche due anni dopo la nascita del bambino. E indovina a cosa sono collegate quelle aree del cervello? **Alla Teoria della Mente!**

La Teoria della Mente è la capacità di attribuire stati mentali a se stessi e ad altri. In altre parole, si riferisce all'essere consapevoli del fatto che quello che pensiamo sono, appunto, pensieri e non La Realtà e che anche le altre persone hanno lo stesso tipo di pensieri/convinzioni/aspettative che sono influenzati dal *loro* punto di vista.

Ma ricapitoliamo: le mamme hanno meno materia grigia nelle zone del cervello legate alla capacità di mettersi nei panni degli altri?

Abituati come siamo a pensare che "di più è meglio", la frase sopra ci sembrerà forse confermare i pregiudizi sulla loro stupidità. E invece no! I i dati ci suggeriscono proprio il contrario.

Infatti, come hanno già indicato diversi studi sul cervello durante l'adolescenza, quando si parla di spessore della materia grigia, meno è meglio: uno strato più sottile di cellule grigie è associato con maggiori competenze sociali. Si tratta probabilmente di una sorta di ottimizzazione, che rende le reti neurali più funzionali e sofisticate. Questo poi si traduce in un comportamento cognitivo, sociale ed emozionale più maturo. Lo studio di Elseline Hoekzema e dei suoi colleghi ci indica che questo sembra proprio essere il caso anche per le mamme.

Sì ma, in pratica, questo cosa significa?

Significa che il cervello della tua compagna si sta trasformato in preparazione alla nascita del vostro piccolo. Sta sviluppando un organo portentoso, capace di sentire/pensare/percepire quello che qualcun altro sente/pensa/percepisce con una velocità che fa invidia a Valentino Rossi. Un organo che è capace di prendere decisioni complesse considerando i punti di vista di tutti i fattori coinvolti.

Il cervello di una mamma è capace di mostrarle la persona dietro ogni bisogno, la ragione dietro le lacrime (non capricci!), lo sforzo dietro al risultato. A questo si sta preparando la tua donna. E quando sarai papà ti renderai contro di quanto preziosa sia questa sua capacità.

Allora come la mettiamo con il fatto (provato eh! Scientificissimo!) che lei non sia più capace di svolgere i lavori più semplici? Le cose pratiche e razionali che tu sai fare tanto bene le costano una fatica che non conoscevate prima?

Che sia forse perché lei non sta facendo solo quel semplicissimo lavoro di cui sopra. Prenditi due minuti per riflettere a tutte le cose di cui si sta occupando in questo momento la tua compagna (tutto conta: da prendere appuntamento con l'ostetrica a rispondere al messaggio whatsapp di tua mamma).

Non solo a partire da voi due sta facendo un intero essere umano dal nulla. Sta anche adeguando il suo cervello per mettere tutta la tua famiglia in condizione di accoglierlo e accudirlo al meglio. Mica male, eh?

IL MONDO
NON LO ABBIAMO
EREDITATO DAI NOSTRI PADRI.
MA LO ABBIAMO PRESO
IN PRESTITO DAI NOSTRI FIGLI.

(PROVERBIO NAVAJO)

Conoscere il mare

Il tuo bambino sogna. Le onde elettriche del cervello del tuo piccolo seguono già il ritmo del sonno e della veglia. Questo include la fase REM, tipica dei sogni.

Definire la rotta

Domanda Come può cambiare il modo in cui io penso al mio bambino? Metti una crocetta fra i due estremi e aggiungi i tuoi commenti.

Inesperto ○ ○ ○ ○ ○ ○ Capace ____________________

Passivo ○ ○ ○ ○ ○ ○ Attivo ____________________

Negativo ○ ○ ○ ○ ○ ○ Positivo ____________________

Indifeso ○ ○ ○ ○ ○ ○ Portentoso ____________________

____

____

Domanda Come può cambiare il mio comportamento e la mia percezione di me?

Inesperta ○ ○ ○ ○ ○ ○ Competente ____________________

Passiva ○ ○ ○ ○ ○ ○ Attiva ____________________

Negativa ○ ○ ○ ○ ○ ○ Positiva ____________________

Impaurita ○ ○ ○ ○ ○ ○ Fiduciosa ____________________

____

____

UN FETO
NON È UN BAMBINO IN POTENZA,
MA UN ECCEZIONALE ESSERE,
SUPREMO E CON UNA
COMUNICAZIONE COSÌ INTENSA CHE
BISOGNA METTERSI SEDUTI
AD ASCOLTARE.

(OSTETRICA V. POZZA)

Hypnobirthing

PAROLA CHIAVE E RILASSAMENTO SELETTIVO (durata 5 minuti)

Ti accorgerai che quanto più spesso lo fai, tanto più intensa diventerà la sensazione di benessere che sei in grado creare.
Uno strumento efficace per accogliere ogni onda dell'utero in modo consapevole e gestibile.
L'obiettivo è imparare a rilassare istantaneamente tutto il corpo, in particolare la zona tra il petto e le cosce, a tal punto da farla essere così morbida, calma e rilassata che cambia il modo in cui la percepisci.
Niente di esoterico: si tratta di usare consapevolmente la mente e il corpo per sfruttare le tue endorfine, il tuo anestetico naturale.

1) Scegli una parola chiave, semplice e che rispecchi la tua personalità: può essere banalmente "Relax", "Mi rilasso", "Il mio parto", "Parto positivo", oppure conta "3,2,1...". Scegli e sentiti libera di cambiarla, ma quando ne trovi una che ti piace mantienila e continua a usarla. La pratica frequente è importantissima.

2) Fai 4 o 5 respiri profondi e lenti inspirando ed espirando dal naso. L'espirazione è lenta e tutto il corpo rilascia tensione quando rilascia l'aria.

3) Con un'altra espirazione chiudi gli occhi.

4) Continuando a lasciar fluire il respiro in modo lento e profondo, con un'altra espirazione di' mentalmente (o anche ad alta voce) la parola che hai scelto e focalizza l'attenzione a mandare tutta l'espirazione in basso e verso l'interno del tuo corpo, sentila sul petto, la pancia, le gambe, a rilasciare ogni parte del corpo. È come se tu respirassi all'interno del corpo e espirando rilasciassi aria e tensione: un lieve suono gutturale (l'aria che pur uscendo dal naso vibra dietro la gola) può aiutarti a capire che stai usando il respiro nel modo giusto.

5) Usa l'energia dell'espirazione come un messaggio di rilassamento a tutta l'area del petto e della pancia, continuando così fino a sentire tutta l'area morbida e completamente rilassata, inondata di endorfine, che sono il nostro strumento naturale per inibire i messaggi neurali del dolore.

6) (Dopo aver praticato diverse volte, quando avverti i cambiamenti avvenire nel tuo corpo, puoi persino riaprire gli occhi e continuare a mantenere questa sensazione.)

7) Quando vuoi finire, conta mentalmente 1, 2, 3 e torna alla normalità.

IL TUO CORPO
PUÒ FARE TUTTO.
È LA TUA MENTE
CHE DEVI
CONVINCERE.

Gratitudine

Pensa a qualcosa per cui hai proprio voglia di lamentarti.
Pensa di nuovo alle opportunità di cambiamento, crescita e sviluppo che quel qualcosa ti dà. Funziona anche per le cose più terribili, come i lutti. In ogni esperienza che ci appare negativa c'è un semino di crescita.
La nostra missione è trovare quel semino e annaffiarlo.

Come fare? Iniziamo a osservare il linguaggio del nostro corpo. Quando pensiamo a quella cosa... Come sono le nostre mani? Si sono per caso automaticamente strette in un pugno? Se fosse il caso, la prima cosa da fare è riaprire quelle mani.
Solo a mani aperte si può ricevere.
Ci può volere del tempo, ma ogni sfida ha un lato da usare per crescere.

I genitori non sono altro che annaffiatori di semini.

Non è mai troppo presto per iniziare ad allenarsi.

SII DOLCE CON TE STESSA:
SEI UNA COSA CHE RESPIRA,
UN RICORDO NEL FUTURO DI
QUALCUNO,
LA CASA DELLA LORO VITA.

(N. WAHEED)

L.O.V.E

Impara Osservando
Fai un passo indietro, guarda le cose con un po' più di distacco. Osserva di nuovo il tuo bambino. Quanto è cambiato? Ci sono forse aggiustamenti utili o necessari in questa fase?

Come si fa sentire il mio bambino? Appoggia una mano sulla tua pancia. Fai qualche bel respiro profondo.

Movimento	○ ○ ○ ○ ○ ○	Staticità	________________
Rumore	○ ○ ○ ○ ○ ○	Silenzio	________________
Odore sgradevole	○ ○ ○ ○ ○ ○	Profumo	________________
Gusto metallico	○ ○ ○ ○ ○ ○	Gusto dolce	________________
Calma	○ ○ ○ ○ ○ ○	Irrequietezza	________________

Come sto quando assecondo queste sensazioni?

Come sto quando ignoro o resisto a queste sensazioni?

Strategia da provare
Cosa sono le cose che ti fanno stare bene? Fai in modo di includerle il più possibile nella tua routine.

Rimani attenta e connessa: il tuo corpo e la tua mente cambiano ogni giorno. Forse quello che funzionava ieri non funziona oggi. Prendi l'abitudine di fare questo esercizio ogni volta che senti il bisogno di cambiare qualcosa. Ti aiuterà a mettere in atto i cambiamenti giusti per te al momento giusto per te.

Hypnobirthing

Hai mai riflettuto davvero al fatto che il tuo corpo reagisce alle immagini mentali in modo molto fisico?
Hai presente quando, mentre stai mangiando, ti raccontano nei dettagli di un episodio di vomito verdastro e schifosissimo? Cosa fa il tuo corpo? Per non dire della sessualità... Lo sappiamo bene: a volte basta una parola, una fantasia, un'immagine mentale per modificare in maniera molto notevole – e potenziamente assai piacevole – lo stato di certe parti del corpo.

Esercizio 1 (da sola)
Seduta in posizione comoda, chiudi gli occhi e concentrati sulla bocca. Tienila socchiusa e morbida. Focalizza l'attenzione sulla lingua, solo sulla lingua: immagina che al posto della lingua ci sia un palloncino che si gonfia leggermente lentamente.
Cosa succede?

Esercizio 2 (in coppia)
Uno di voi è sdraiato con le braccia distese leggermente aperte accanto al corpo. L'altro gli si siede accanto.
La persona sdraiata chiude gli occhi e si concentra sul braccio sul lato della persona seduta.
Senti/visualizza il braccio come se fosse interamente fatto di una nuvola morbida, bianca, soffice.
L'altra persona prende e solleva leggermente il braccio, all'altezza dell'avambraccio.

Com'è il braccio? Come lo sentite?

Ripetete il gioco, ma questa volta chi è disteso si concentra intensamente a sentire/visualizzare il braccio come una scultura di pietra.

Cosa succede adesso quando l'altro lo solleva?

Ora potete invertire i ruoli. Provate anche senza dirvi quale visualizzazione state facendo: chi solleva il braccio riesce facilmente a indovinare?

E soprattutto tu, mamma, puoi decidere di usare questa connessione a tuo favore al momento del parto: sapendo che il tuo utero deve lavorare come un'onda naturale, il tuo bambino scendere dolcemente, in modo fluido come se fosse portato da una cascata e il tuo perineo deve aprirsi dolcemente come un fiore (o come qualsiasi altra cosa mordiba ma meno hippy che risponda alla tua personalità).

Usa la mente in modo consapevole e efficace: il parto richiede mordibezza, protezione e abbandono. Pretendili. E conceditelì!

LA NASCITA
È L'ARRIVO DI QUALCUNO
DA UN ALTRO LUOGO,
CHE DEVE SENTIRSI IL
BENVENUTO.

(S. SOMÉ)

Conoscere il mare

È un fatto che tu non possa controllare il mondo intorno a te e che la vita continui a scorrere, con i suoi eventi positivi e negativi, anche durante la tua gravidanza.

La gravidanza ha un impatto epigenetico sul tuo bambino: le tue esperienze, nel bene e nel male, faranno parte di lui.

Se dovesse essere capitato in questi mesi qualcosa di intensamente negativo (un decesso, un incidente, un serio spavento), è importante tenere presente che il bambino nella tua pancia ne sentirà gli echi. Studi con donne sottoposte a traumi durante il terzo trimestre di gravidanza indicano che i loro bambini sono più vulnerabili allo stress dei loro coetanei.

Essere a conoscenza di questo fatto non significa spaventarsi o reagire con sensi di colpa.

Al contrario, può indicarti come rapportarti in modo positivo con il tuo bambino: se c'è stato, da qualche parte, un grosso scoglio, riconoscilo. Vedilo come una grande avventura che avete affrontato insieme. Qualcosa che vi lega ancora più fortemente e che fa parte della vostra storia e potete superare insieme: ognuno con il migliore alleato del mondo al suo fianco (la mamma per il bambino e il bambino per la mamma).

Definire la rotta

Domanda Come può cambiare il modo in cui io penso al mio bambino? Metti una crocetta fra i due estremi e aggiungi i tuoi commenti.

Inesperto ○ ○ ○ ○ ○ ○ Capace ______________________

Passivo ○ ○ ○ ○ ○ ○ Attivo ______________________

Negativo ○ ○ ○ ○ ○ ○ Positivo ______________________

Indifeso ○ ○ ○ ○ ○ ○ Portentoso ______________________

____

____

Domanda Come può cambiare il mio comportamento e la mia percezione di me?

Inesperta ○ ○ ○ ○ ○ ○ Competente ______________________

Passiva ○ ○ ○ ○ ○ ○ Attiva ______________________

Negativa ○ ○ ○ ○ ○ ○ Positiva ______________________

Impaurita ○ ○ ○ ○ ○ ○ Fiduciosa ______________________

____

____

Hypnobirthing

Ora che stai iniziando l'ultima fase della tua gravidanza*, stai probabilmente iniziando a pensare davvero al fatto che il tuo bambino si sta preparando per uscire. E che il tuo corpo si sta preparando a lasciarglielo fare.

Siamo così abituati a pensare di doverli spingere fuori con urla e a denti stretti che ci siamo dimenticati che esiste quella cosa chiamata riflesso di eiezione del feto. Un riflesso, appunto, che il nostro corpo ha, quando ci assistono senza disturbarlo, di rilasciare il bambino.

Ci siamo dimenticati quanto potente sia il nostro corpo: lui, il bambino, lo sa lasciare uscire.

ESERCIZIO (che è anche pratica per il momento del parto)

Uno dei pochi momenti della nostra vita quotidiana in cui espelliamo qualcosa di fisiologico dal corpo è... beh, quando andiamo di corpo. Per questa ragione questa pratica la devi fare... beh, quando vai di corpo! Oltre a essere un'efficace preparazione per la fase espulsiva del parto, ha il notevole vantaggio di facilitare l'operazione in bagno a fronte di quei disagi del lato B che spesso capitano a fine gravidanza (se non sai di cosa stiamo parlando corri a fare un bell'esercizio di gratitudine!).

- Puoi, anzi sarebbe ideale, associare questa pratica all'uso della tua parola chiave e a una visualizzazione che dia un input di morbidezza ai muscoli del perineo.

- L'obiettivo è fare esperienza di "rilasciare" piuttosto che "spingere".
- Occhi chiusi, bocca rilassata, spalle abbandonate.
- Inspira profondamente e rapidamente ed espira, sempre dal naso, andando a canalizzare il respiro in basso e dentro di te, come se lo facessi passare dietro la gola. Quando lo fai correttamente, emetterai un lieve rumore gutturale.
- Espira come se tu stessi espirando dentro il tuo corpo, portando l'energia dell'espirazione in basso e all'interno, verso tutti gli organi e rilassando ogni parte anche dentro di te. Concentrati come se ci fosse un canale interno che collega respiro e ano (o, al parto, vagina) e senti rilasciare tutto, come se tu stessi espirando da lì. Quando hai bisogno di inspirare di nuovo, fallo: un respiro breve e intenso dal naso, e poi continua a espirare in questo modo lungo, rilassato, dal naso e dirigendolo all'interno e verso il basso.

* *Tieni presente che in corsi Hypnobirthing classici questa pratica è raccomandata solo a partire dalla 37esima settimana.*

IL PARTO È
UN PROCESSO INVOLONTARIO.
NON SI PUÒ AIUTARE
UN PROCESSO INVOLONTARIO,
SI PUÒ SOLO
NON DISTURBARE.

(M. ODENT)

Gratitudine

Hai presente quel gruppo Facebook dove tutti si lamentano del traffico, del loro capo, dei loro figli, delle loro suocere…? Ecco, cancellati.
Hai presente quella collega con cui vi ritrovate sempre a spettegolare su quanto idiota sia il vostro capo e quanto poco sveglia la stagista? Ecco, proponile di fare una pausa caffè e trova un motivo (onesto! Ha senso solo se lo senti veramente!) per farle un complimento.

Invece di concentrarti su tutto quello che la vita non ti dà, cambia focus e inizia a vedere i semini e i germogli in tutto quello che ti succede. Con un po' di allenamento, i lati positivi balzeranno all'occhio spontaneamente.

Come per la positività in gravidanza, come per i semini delle situazioni negative, non si tratta di fare lo struzzo né di negare le inevitabili sfide della vita. Si tratta di allenare la capacità di guardare, riconoscendo quel bello che, da qualche parte, c'è sempre. Un modo di vivere e illuminare le tue giornate che sarà bellissimo condividere con il tuo bambino.

IL TONO CHE
USIAMO CON I NOSTRI
FIGLI DIVENTA LA LORO
VOCE INTERIORE.

(P. O'MAHARA)

Speciale contrazioni

Contrazioni, il mostro sacro di tutti i percorsi di accompagnamento alla nascita.
Sai davvero cosa sono e come lavorano?
Questi movimenti dell'utero, cerchiamo di conoscerli e capirli.
Che poi ci fanno meno paura. E anche meno male.

Cominciamo con delle domande. Non è certo un esame: prendile come un'occasione per filtrare quello che pensi di sapere (i condizionamenti culturali) da quello che davvero sai; per riconoscere le tue aspettative più o meno consce.

A pagina 154 scrivi le tue risposte, poi vai a confrontarle con le nostre. Vietato barare eh!

1: Cosa si contrae?

2: Quali altri muscoli del corpo fanno un male cane quando lavorano correttamente?

3: Che tipo di dolore/sensazione è una contrazione?

4: Cosa succede tra una contrazione e l'altra?

5: C'è una connessione di qualche tipo tra lo sforzo delle contrazioni, bonding e allattamento?

6: Il mio corpo di cosa ha bisogno durante una contrazione? Cosa penso di dover fare io? Come mi immagino di reagire?

LE NOSTRE RISPOSTE

1: Cosa si contrae?

L'utero. Che è un fascio di muscoli.

2: Quali altri muscoli del corpo fanno un male cane <u>quando lavorano correttamente?</u>

Nessuno.
Quindi perché le nostre contrazioni devono essere un calvario?
– Perché abbiamo un cervello complesso
– Perché non ci prepariamo (e non ci preparano) adeguatamente.
– Perché ci complichiamo (e ci complicano) la vita.

3: Che tipo di dolore/sensazione è una contrazione?

Le onde dell'utero non sono botte in testa che un pazzo sadico ci somministra mentre abbiamo la testa in un sacco. Sono un movimento preciso che il nostro corpo sa fare. Se noi sappiamo cosa e come sta facendo e glielo lasciamo fare.
A differenza di tutti gli altri dolori che conosciamo, le contrazioni non lasciano traccia, strascichi, lividi. C'è una sensazione intensa e quando passa è passata. Ci avvisa quando sta arrivando e ci saluta quando se ne va. È intensa, ma cortese. Come un'onda: inizia gradualmente, raggiunge un picco, e gradualmente svanisce. Del tutto.

4: Cosa succede tra una contrazione e l'altra?

Tra una contrazione e l'altra c'è una pausa completa. Totale.
La prima fase del travaglio, la più lunga, ha in media una contrazione di 30 secondi per 4 minuti di riposo. Su 60 minuti fanno meno di 10 minuti di contrazione.

Quando il travaglio si intensifica abbiamo una contrazione di un minuto per 3 minuti di pausa. Su 60 minuti fanno 15 di contrazione e 45 di riposo.
La fase finale, comunque più breve, ha un ritmo di contrazione/riposo un minuto ciascuno. Siamo comunque al 50%.
La pausa tra una contrazione e l'altra ha una funzione specifica: farci riposare. Se noi la passiamo ad agitarci, anticipare l'arrivo della prossima contrazione o (peggio!) interagire con il personale intorno a noi...la sprechiamo. La contrazione successiva ci coglierà di sorpresa e travolgerà. Sarà davvero dolorosa e anche poco efficace. Quelle seguenti saranno anche peggio. Come le onde, si caricano a vicenda. Se invece lasciamo intatta la nostra bolla del travaglio (e nostro marito e la nostra ostetrica si impegnano ad evitare che altri la spezzino) ci addormentiamo, e quando arriva l'altra la seguiamo e assecondiamo in uno stato di dormiveglia. Alterniamo momenti di sforzo intenso ma gestibile a momenti di riposo per riprendere le forze.
Non è un caso che molte donne che hanno avuto un parto dolce giurino di aver dormito tra una contrazione e l'altra e aver perso la nozione di quello che accadeva. Non è una balla. È quello che il nostro corpo è preparato a fare.

5: C'è una connessione di qualche tipo tra lo sforzo delle contrazioni, bonding e allattamento?

Sì.
Ogni singola contrazione è un passo che ci avvicina al nostro bambino.
Come per scalare una montagna ripida: ci vuole preparazione e una guida esperta. Ma quando arrivi in cima non c'è funivia che

possa competere con la sensazione di aver conquistato la vetta (non è un giudizio su chi prende la funivia: si parla solo di un'esperienza diversa). Gli ormoni lo sanno e fluiscono di conseguenza: la soddisfazione fisica di un parto dolce e naturale è, da un punto di vista strettamente chimico, il bagaglio migliore per bonding e allattamento e anche una potente protezione dalla depressione post-parto.

Contrazioni, bonding e attaccamento fanno tutti parte di quella danza di ormoni (e quindi emozioni) che è iniziata con il concepimento.

6: Il mio corpo di cosa ha bisogno durante una contrazione? Cosa penso di dover fare io? Come mi immagino di reagire?

La parola "contrazione" ci frega già in partenza.

Solo a dirla, ci mettiamo in stato di totale tensione. Per la paura, e per la reazione fisica al senso della parola stessa. Solo a dirla facciamo l'esatto contrario di quello che il nostro corpo vuole che facciamo: lui ha bisogno che ci lasciamo andare, mentalmente e fisicamente. Del tutto.

Come per tutto il resto della maternità, e impareremo presto a capirlo col nostro bambino, combattere e opporsi serve a poco. Rende le cose più difficili. E fa più male.

A noi, al nostro bambino, al nostro corpo serve lasciarsi andare, rilasciando ogni tensione con un respiro profondo e fiducioso. Ogni contrazione è un passo che ti avvicina al tuo bambino: accoglila e... vai da lui.

NON PUOI
FERMARE LE ONDE.
MA PUOI IMPARARE
A CAVALCARLE.

Speciale papà

Un ultimo pezzetto di strada... Tu puoi fare una differenza enorme non solo sull'esperienza emotiva della futura mamma ma anche, e proprio attraverso la sua emotività, sull'esperienza fisica sua e del tuo bambino.

È tutta questione di ormoni, dopotutto, no? Ricordati che un bacio e una carezza con voce sussurrata hanno il potenziale di rilasciare tantissima ossitocina, l'ormone dell'amore (che guarda caso è anche quello che presiede travaglio, parto, allattamento e bonding).

QUANDO PARLI CON GLI ALTRI	QUANDO PARLI CON LEI
Sei un avvocato difensore. Un uomo adulto tra altri adulti. Parli al cervello razionale. **Razionale.** Se serve perentorio.	Sei il suo compagno di strada. Sei il papà del vostro bambino. Parli alle emozioni. **Dolce.** Protettivo. Calmo.

IN SALA PARTO,
UN PAPÀ INFORMATO E
COINVOLTO VALE
DUE EPIDURALI.

42

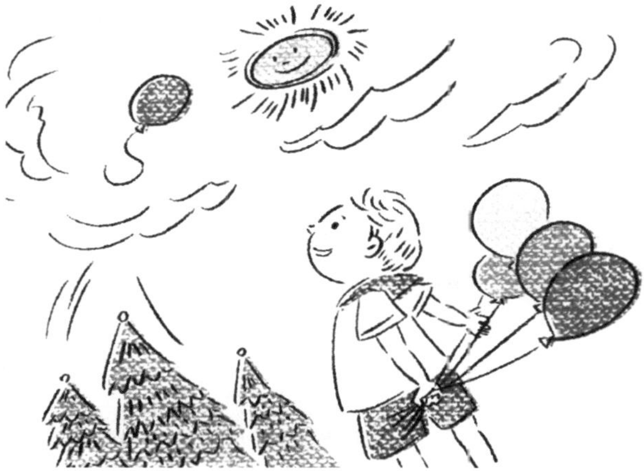

IL PALLONCINO BLU

In un paese lontano lontano, in una casa piccina piccina nel bel mezzo di un grande bosco, viveva un bambino di nome Leo insieme al suo vecchio nonno.

Leo passava le sue giornate facendo lunghe passeggiate, giocando con i suoi amici animali e arrampicandosi sugli alberi. Il nonno era povero, ma si occupava con grande affetto del suo nipotino.

Un giorno, il nonno andò in città e ritornò con un bellissimo regalo per Leo: cinque palloncini colorati. Uno giallo, uno verde, uno rosa, uno rosso e uno blu.

Il preferito di Leo era il palloncino blu.

Con i fili dei palloncini stretti in mano, Leo si precipitò nel bosco a mostrare il suo prezioso regalo agli amici animali. Tutti furono entusiasti: gli scoiattoli seguivano Leo dall'alto delle fronde ovunque lui andasse, i cerbiatti s'inchinavano al passaggio della colorata novità, l'usignolo fece un'eccezione e intonò la sua bella canzone nel bel mezzo del giorno.

Leo si sentiva felice, fortunato e molto importante. Non si stancava di ammirare i suoi meravigliosi palloncini e di ringraziare il nonno.

Improvvisamente, nessuno sa come o perché, un filo scivolò fuori dal pugno di Leo e il palloncino blu iniziò a salire verso il cielo. Il bambino saltò per cercare di acchiapparlo, ma il filo gli sfuggì di nuovo e il palloncino si allontanò ancora di più.

Il palloncino preferito di Leo stava allontanandosi a gran velocità e presto sarebbe stato perso per sempre. Leo si sentì invadere dalla tristezza: si stese sul terreno con il viso nella terra e iniziò a piangere.

Mentre piangeva, l'usignolo fece una seconda eccezione, e intonò nuovamente la sua meravigliosa canzone.

Ora, la melodia di quella canzone non parlava solamente del bosco verde e selvaggio. Raccontava anche del meraviglioso palloncino blu, della generosità del nonno e dell'amicizia con tutti gli animali.

Leo sollevò la testa.

Il palloncino blu era ancora visibile nel cielo, alto sopra le cime degli alberi. Leo si alzò e un grande sorriso illuminò il suo viso. Si sentì improvvisamente invadere dalla gratitudine e sapeva che era giunto il momento di lasciar andare il bel palloncino blu, grato di averlo avuto.

UN GIORNO SARAI
ABBASTANZA GRANDE
PER LEGGERE LE FIABE
UN'ALTRA VOLTA.

(L. CARROLL)

L'ora d'oro

Arriva un bambino*, c'è una sola cosa da fare: Silenzio.

I vostri corpi, i vostri cervelli si vogliono cercare, si vogliono toccare, si stanno innamorando.

Sono fatti così: è così che funzionano tutti i mammiferi.

Ti partorisco, ti tocco, ci innamoriamo.

Ciucci il mio latte (che poi è colostro, ancora meglio!), cerchi il mio viso. Mi perdo nei tuoi occhi.

Riconosci la mia voce. Sai che non sei solo in questo mondo nuovo.

Riconosci il mio odore. Siamo a casa.

La natura ci ha dato questo tempo che scivola sulla pelle. È a partire dal corpo che parleremo per tutta la vita.

Sei talmente forte e determinato che sai strisciare da solo sul mio corpo fino a trovare il mio – il tuo! – capezzolo. Lo sai fare così, da solo, solo oggi, solo adesso. **

Quanto a me, nuova mamma, ritrovo questa forza tranquilla come un dono. Non desidero altro, dopo lo sforzo fisico del parto, che perdermi nel contatto con te.

Silenzio. Contatto. E poi ancora silenzio.

È tutto quello di cui una madre e un neonato hanno bisogno. Ancora una volta c'è lo zampino dell'ossitocina, ingrediente

principale di quel meraviglioso cocktail di ormoni che ti fa innamorare perdutamente, al di là del tempo e dello spazio. E come al solito, l'ossitocina si fa viva nel silenzio, nel buio, in intimità.
Questo è il momento da pretendere e difendere. Se serve una voce, è solo quella dolce e orgogliosa del papà.
Il telefono… non prende.
La bilancia può aspettare. I chili saranno gli stessi anche tra qualche ora. I primi minuti di vita invece saranno passati.
Il bagnetto… se ne parla fra qualche giorno.
Il tiralatte… sta bene nella sua bella scatola, almeno fino a quando l'allattamento sarà consolidato. Il bambino sa fare di meglio, lasciamogli il tempo.
Papà, proteggi la tua donna e il tuo cucciolo. Esigi silenzio. Esigi tempo. Prima per loro… e poi anche per te. Sono i primi attimi di vita del vostro bambino. Siete in tre. Siete voi tre.
Concedetevi almeno quest'ora.
Ve la meritate (che bel lavoro questo parto eh!) e ne avete bisogno (la vostra strada è appena iniziata).
È la vostra ora d'oro.

**Ci riferiamo qui al parto fisiologico. Se un intervento medico si fosse reso necessario, spetterà ovviamente al personale medico di giudicare quali controlli e procedure vadano messi in atto. Anche in tali circostanze comunque, ricordarsi di preservare il più possibile l'intimità, il contatto e il silenzio. Preserviamo la meraviglia. Anche un intervento medico maggiore come un cesareo è, prima di tutto, una nascita: da proteggere con dolcezza.*

*** Il cosiddetto Breast Crawl si osserva prevalentemente nella seconda metà della prima ora di vita del bambino.*

DATEGLI TEMPO.
LUI VIENE
DALL'ETERNITÀ.

(E. BALSAMO)

Interrogativi Cosmici

Congratulazioni! Sei mamma. È successo veramente: il piccolo è arrivato. Lo hai stretto fra le tue braccia.

Sei mamma.
Il tuo compagno è papà.
Siete una famiglia.

E probabilmente avete già notato che essere genitori ci spinge fuori della nostra comfort zone come nulla prima e apre interrogativi cosmici insospettati.

Interrogativo Cosmico Numero 1: Perché non c'è un manuale di istruzioni per il nostro bambino?

Non esiste un insieme universale di regole che possono essere apprese e messe in pratica. Dobbiamo cominciare definendo ciò che per noi significa essere "buoni genitori" senza sapere nulla al riguardo. Poi dobbiamo cercare di portare a termine ciò che avevamo deciso, il tutto nello stato semi-confusionale che la mancanza di sonno porta con sé. In queste condizioni, **come si possono prendere le decisioni giuste e dove si trova la forza per realizzarle?**

Interrogativo Cosmico Numero 2: Chi sono?

Magari anche voi pensavate di conoscere voi stessi, ma state iniziando a scoprire che non avevate idea di quale fosse il quadro completo.

Non sapevate di poter perdere completamente la cognizione di ciò che sta accadendo nel resto del mondo, né di avere il potere di rendere qualcuno perfettamente felice semplicemente con la vostra presenza, per quanto appiccicosa e pelosa essa possa essere in questi giorni. In queste condizioni, **come possiamo ridefinire la nostra identità e il nostro ruolo?**

Le prossime attività, alcune delle quali sono tratte dall'app Babybrains® che puoi scaricare gratuitamente, vi accompagneranno nelle riflessioni intorno a questi due punti, offrendovi dati scientifici per informarvi e lo spazio per elaborare. L'obiettivo è guidarvi attraverso alcuni brevi e semplici esercizi, in modo che possiate sperimentare l'approccio migliore per voi e il vostro bambino, nel contesto della vostra combinazione unica di risorse e limiti. Potrete anche scoprire quali cose incredibili sapete fare con i vostri nuovi superpoteri e super-responsabilità, e questo vi aiuterà a ridefinire consapevolmente il vostro ruolo nella famiglia, nella società e nel mondo.

Per iniziare, provate a dare le vostre risposte, personalissime e tutte giuste, ai grandi interrogativi:

1. Perché non c'è un manuale di istruzioni?

MAMMA: ____

____

____

PAPÀ: ____

____

____

2. Chi sono?

MAMMA: ____

____

____

PAPÀ: ____

____

____

Sviluppo Motorio

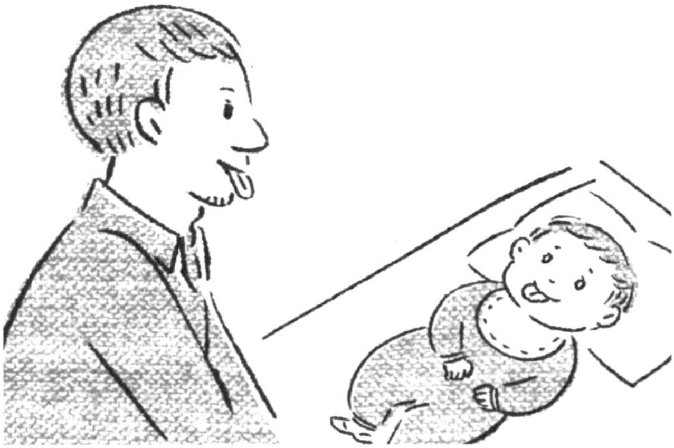

MATERIALI

Solo tu e il tuo bambino

COSA FARE

1. Assicurati che il piccolo sia calmo e tranquillo, e che tutte le sue esigenze siano soddisfatte.
2. Tira fuori la lingua.
3. Osserva se tira fuori la lingua anche lui.

LA SCIENZA CI DICE CHE...

I bambini nascono con la capacità di tirare fuori la lingua, ed è più probabile che lo facciano se anche noi la mostriamo loro.
Questa capacità è stata interpretata come un'indicazione del fatto che i neonati hanno una certa conoscenza innata della propria mappa corporea. Altrimenti, come potrebbe il tuo bambino sapere che ha una lingua e che può addirittura tirarla fuori proprio come hai appena fatto tu?
Un'altra interpretazione è che i neonati tirino fuori a lingua ogniqualvolta davanti a loro ci sia qualcosa di interessante e che vale la pena di esplorare. Non sono ancora in grado di raggiungerla con le braccia e le mani, così utilizzano quello che possono.

APPROFONDIMENTI

Mostrare la lingua al bambino è una buona pratica (come, in generale, imitarlo e lasciare che ci imiti), sia per allenare il suo sistema di imitazione innato, sia per aiutarlo a conoscere se stesso attraverso la nostra imitazione.

Indipendentemente da come gli scienziati la interpretano, la capacità dei bambini di tirare fuori la lingua mostra chiaramente ai genitori che il loro bambino può già FARE delle cose al momento della nascita. Sorprendentemente, il neonato non si limita ad agire in modo casuale, ma le sue azioni sono legate al suo stato cognitivo.

LE MIE NOTE

L'AMORE
NON È NELLE PAROLE
MA NELLE AZIONI.

Conoscere il mare

Il tuo piccolo ti ha raggiunto in questo mondo che conosci bene: la vostra casa, la vostra famiglia, il vostro quartiere, la vostra città. Forse non vedi l'ora di farlo conoscere a tutte le tue amiche. O forse sono loro che non vedono l'ora di tenere in braccio il nuovo nato. Forse i parenti fanno già a gara per vedere a chi assomigli la piccola meraviglia.

E lui? Lui come vede tutto questo? La casa per te tanto familiare è per lui un intero universo sconosciuto. L'atmosfera rarefatta dell'aria non gli oppone la resistenza a cui si era abituato in utero, lo spazio è sconfinato, la luce abbagliante, i suoni – non più attutiti dal corpo della mamma – penetranti.

In molte culture, mamma e bambino rimangono lontani da tutti per quaranta giorni dopo la nascita. Che il lato positivo di questa pratica sia di creare un ambiente protetto perché il bambino possa "arrivare" con la calma che si merita? Non stiamo suggerendo di metterti in quarantena, non ti preoccupare! Ma prima di scegliere chi invitare a casa tua, con che modalità e frequenza, ti incoraggiamo a pensare anche a come il tuo piccolo possa vivere la cosa.

Definire la rotta

Domanda Chi sono le persone che voglio vedere nelle prossime settimane? Scrivi i loro nomi, il motivo per cui ci tieni a vederli e come organizzerai la visita tenendo conto della prospettiva del tuo bambino.

La mia Risposta

Invitato 1

Perché lo invito ______________________

Come gestisco la visita ______________________

Invitato 2

Perché lo invito ______________________

Come gestisco la visita ______________________

Invitato 3

Perché lo invito ______________________

Come gestisco la visita ______________________

Il mondo dei sensi

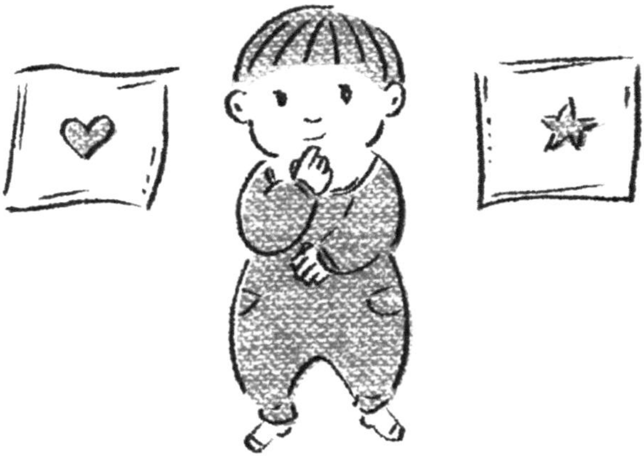

MATERIALI

Due piccoli asciugamani bianchi

Una penna

COSA FARE

1. Disegna un cuore in uno degli asciugamani e una stella nell'altro.
2. Dormi per una notte con l'asciugamano dove hai disegnato il cuore (l'effetto di questa attività sarà più forte se sei la madre biologica).
3. La mattina seguente, quando il piccolo è disteso sulla schiena, appoggia il panno con il cuore alla sua sinistra e il panno con la stella alla sua destra.
4. Osserva il suo comportamento. Gira la testa verso l'asciugamano con il cuore?

LA SCIENZA CI DICE CHE...

I neonati ricordano l'odore della loro madre.
I neonati preferiscono l'odore della loro madre rispetto agli altri odori.
I neonati sanno già girare la testa. Il comportamento dei neonati può essere determinato dalle loro preferenze.

APPROFONDIMENTI

Hai realizzato che il tuo bambino è competente: sa cosa gli piace e sa cosa gli serve per ottenerne di più. Puoi già "leggerlo" un pochino meglio.
Fai pratica nel "leggere" tuo figlio: che cos'altro piace al tuo piccolino? Puoi provare con diversi suoni, consistenze, pattern, odori. Lui impara meglio attraverso cose che gli piacciono.
Questa attività ti aiuta a sintonizzarti con il tuo bambino, il che a sua volta favorisce lo sviluppo dell'attaccamento e quello cognitivo.

LE MIE NOTE

IL TUO BAMBINO
TI AMA
INCONDIZIONATAMENTE.

Speciale voi 3: le buone abitudini

Forse vi chiedete in che modo il vostro bambino viva e immagazzini le sue esperienze. Si ricorderà come si stava nella pancia? Che tracce ha lasciato l'esperienza del parto? Si ricorderà di questi giorni? Quello che sappiamo per certo è che, fin dalla nascita, le esperienze che vengono ripetute diventano abitudini e formano la base per le aspettative. Se ogni volta che vostro figlio piange rispondete alla sua chiamata considerando i suoi bisogni e soddisfacendoli, per lui diventerà normale aspettarsi una risposta di supporto quando vive una situazione di stress.

In altre parole, le vostre interazioni ripetute con il bambino (il modo in cui vi comportate con lui abitualmente) non plasmano solo la vostra relazione con lui, ma iniziano anche a porre le basi per la personalità dell'adulto che diverrà. Queste abitudini sono l'inizio di una sorta di "manuale di istruzioni per la vita" che lui userà per sempre.

Possiamo anche immaginare i capitoli di questo manuale:

1. Cosa fare quando si ha paura
2. Cosa fare quando si è stanchi
3. Cosa aspettarsi dalle persone
4. Come esprimere il proprio amore
5. Come ottenere ciò che si vuole

...e avanti così, con tutte le strategie che vengono usate ogni giorno per affrontare la vita.

Noi non ne siamo consapevoli, ma abbiamo usato lo stesso manuale (aggiornato ogni notte) fin da quando siamo nati. Se siamo istintivamente fiduciosi o diffidenti nei confronti delle persone nuove, per esempio, dipende anche da questo.

In conclusione, anche se non vi è memoria del primo anno di vita a livello conscio, essa sarà mantenuta a livello implicito attraverso le azioni ripetute che si consolidano in abitudini e aspettative. Queste influenzeranno il comportamento del bambino per tutta la sua vita.

Socializziamo

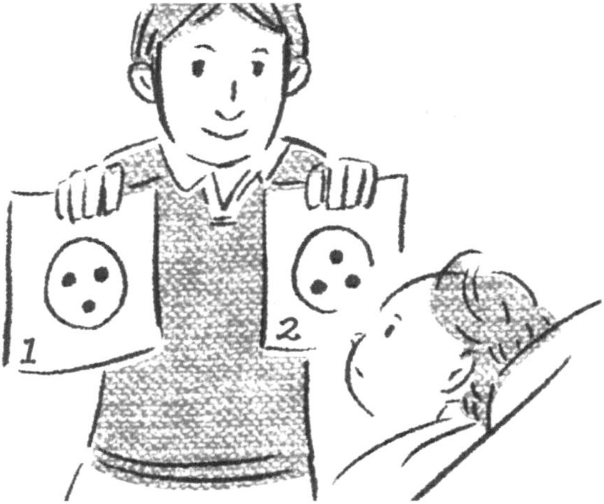

MATERIALI

Due adulti: chi tiene in braccio il bambino e l'osservatore

Due fogli di carta

Una matita

COSA FARE

1. Disegna due facce stilizzate esattamente come nella figura qui sopra: un grande cerchio per il viso e dei punti per occhi e bocca. La Faccia 1 riproduce un viso in posizione verticale: i punti che rappresentano gli occhi sono sopra a quello per la bocca. La Faccia 2 raffigura un viso invertito: i punti degli occhi stanno sotto a quello della bocca.
2. Assicurati che il tuo bambino sia calmo e tranquillo, e che tutte le sue esigenze siano soddisfatte.
3. Il bambino è in braccio ad uno degli adulti.
4. L'osservatore tiene la Faccia 1 ad una distanza di circa 10 cm dagli occhi del bambino, alla sua sinistra.
5. L'osservatore tiene la Faccia 2 ad una distanza di circa 10 cm dagli occhi del bambino, alla sua destra.
6. L'osservatore controlla dove il piccolo guarda. Guarda più spesso e più a lungo la Faccia 1?

LA SCIENZA CI DICE CHE…

Gli esseri umani sono "progettati" per cercare dei modelli di facce (in posizione verticale!) fin dalla nascita.

APPROFONDIMENTI

Ora sai che il tuo bambino è già capace di riconoscere i volti e che ama guardarli.
Al momento i volti sono ciò che di più utile il bambino trova intorno a sè: segnalano la sicurezza o il pericolo, danno indicazioni sul fatto di affrontare una persona\situazione oppure ritrarsi da essa. Sono la chiave per conoscere altri esseri umani, per capirli e creare dei legami con loro. Il tuo bambino è nato con una forte spinta a ricercare e stabilire connessioni sociali. Abbi fiducia, questa abilità si svilupperà in maniera naturale con la maturazione del suo cervello.

LE MIE NOTE

IL MODO MIGLIORE
PER FAR RIDERE UN
BAMBINO È PRENDERLO
SUL SERIO.

(C. ADDYMAN)

Impara Osservando

Il tuo corpo ha attraversato il più grande cambiamento che un essere umano possa vivere.

Fermati. Fai un passo indietro.

Puoi usare queste domande come spunto, ma ricordati di essere aperta a tutto quello che ti capita di sentire quando ti fermi un attimo e inizi a osservare.

Dai il bambino in braccio a papà, e concediti 10 minuti da sola.

Come è cambiato il tuo corpo?

Fai qualche bel respiro profondo.

Quale parte del tuo corpo vedi cambiata di più rispetto alla gravidanza?

Quale parte del tuo corpo senti cambiata di più rispetto alla gravidanza?

Quale parte del tuo corpo, oggi, vedi cambiata di più rispetto a prima della gravidanza?

Quale parte del tuo corpo, oggi, senti cambiata di più rispetto a prima della gravidanza?

Come ti fa sentire osservare questi cambiamenti?

Da 1 a 10, dove 1 è "per niente" e 10 è "del tutto", quanto riesci ad accettare questi cambiamenti?

1 2 3 4 5 6 7 8 9 10

Come ti fa sentire accettare questi cambiamenti?

Cosa puoi fare, in pratica, per appropriarti di questi cambiamenti in modo positivo?

Rimani attenta e connessa: il tuo corpo e la tua mente cambiano ogni giorno, anche e soprattutto ora che il bambino è nato. Il modo in cui ti vedi continuerà a evolvere e si tratta ancora di cavalcare le onde, accogliendo ogni cambiamento come un'occasione per conoscersi e per crescere.

Prendi l'abitudine di fare questo esercizio ogni volta che lo specchio ti ricorda che è il momento di coccolare anche te stessa.

IO CREDO NEL SOLE ANCHE QUANDO PIOVE.

(A. FRANK)

Chiacchieriamo

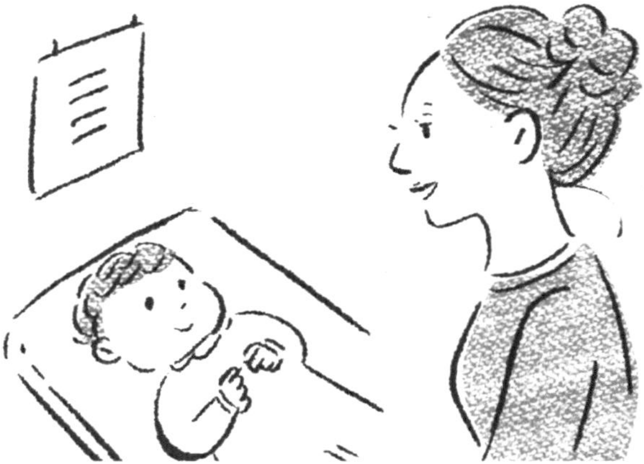

MATERIALI

Tre post-it (se possibile di colori diversi)
Una penna

COSA FARE

1. Scrivi una delle frasi seguenti su ogni post-it:
   a) Cosa abbiamo fatto oggi?
   b) Come mi sento oggi (io mamma)?
   c) Come ti senti oggi (tu bambino)?
2. Attacca i post-it in all'altezza de tuoi occhi sopra al fasciatoio.
3. Ogni volta che cambi un pannolino, scegli un post-it e rispondi alla domanda in modo sincero e libero chiacchierando con il tuo bambino. Divertiti scoprendo la tua nuova voce di mamma e osservando le reazioni di tuo figlio.

LA SCIENZA CI DICE CHE...

Lo sviluppo del linguaggio inizia alla nascita: i bambini ascoltano ciò che diciamo e assorbono statisticamente le associazioni suono-ambiente (ad esempio "Ogni volta che sento la stringa di suoni 'ba-na-na' c'è sempre nelle vicinanze una cosa gialla e allungata"). Queste statistiche permetteranno ai bambini di dare un senso a parole, suoni, sintassi, grammatica e così via.
I neonati hanno eccellenti competenze di ascolto (I bambini di età inferiore ai 10 mesi in realtà discriminano meglio certi suoni rispetto agli adulti).

APPROFONDIMENTI

La comunicazione verbale con il tuo bambino è già iniziata. La comprensione deve venire prima della produzione e più il piccolo è esposto al linguaggio, tanto meglio svilupperà la comprensione.

AVERE UN GENITORE
CHE ASCOLTA CREA UN
BAMBINO CHE SA DI AVERE
UNA VOCE CHE IMPORTA.

(HANDSFREEMAMA)

Speciale voi 3: la nanna

Non c'è pubblicazione per nuovi genitori che possa permettersi di omettere il tema della la nanna.

Noi tendiamo a pensare che "dormire tutta la notte" sia un'importantissima conquista. Ma forse dobbiamo riconsiderare questo concetto. Le tappe importanti dello sviluppo vengono raggiunte quando il bambino acquisisce abilità come sorridere, rotolare o camminare: cose che ogni essere umano sano del pianeta impara a fare. I nostri cervelli sono perfezionati in modo da imparare a sorridere, rotolare e camminare, e se lasciamo a nostro figlio la possibilità di affrontare la vita sperimentando, capirà da solo come riuscire a praticare queste azioni. Se siamo fortunati e abbiamo un bambino sano, non dobbiamo fare nulla perché inizi a mostrare questi comportamenti.

Dormire tutta la notte, in realtà, non ha niente a che vedere con queste predisposizioni innate. Infatti, dormire tutta la notte è una questione culturale, come leggere, scrivere e guidare la macchina. È solo nella nostra cultura che dormiamo in stanze separate, per un lungo periodo di notte, per essere attivi e produttivi per molte ore durante il giorno. Non vogliamo certo dire che dormire tutta la notte sia una cosa negativa; al contrario, è un'abilità molto utile. Ma questa abilità va imparata con pazienza e impegno, proprio come la scrittura, e quando si è fisicamente sviluppati per farlo.

Come esseri umani, infatti, tutti ci svegliamo alla fine di ogni ciclo di sonno, che dura all'incirca 90 minuti. Quello che il bambino deve imparare è riaddormentarsi alla fine del ciclo. E il modo in cui lo impara dipende dalle circostanze in cui cresce.

Se il bambino solitamente dorme in una grotta con un fuoco all'entrata e la presenza della sua famiglia intorno (com'è stato per millenni), queste saranno le condizioni perché un nuovo ciclo del sonno inizi. Se il bambino dorme da solo nella sua stanza, al buio, in una culla con un orsacchiotto (condizioni molto diffuse solo negli ultimi 50 anni), saranno queste le condizioni che gli permetteranno di rilassarsi e tornare a dormire.

Dopo aver considerato questo, è importante ricordare che la priorità del bambino è la sopravvivenza: lui farà tutto quello che è in suo potere per avere la quantità di cibo e contatto che lo faranno sentire al sicuro. Lui ha bisogno di questo prima di utilizzare le sue energie per imparare qualcosa di nuovo e per apprezzare la sua indipendenza. Esattamente come un bambino alla scuola materna ha bisogno di imparare a star seduto e a impugnare una matita prima di potersi esercitare a scrivere, così un bambino deve sentirsi sicuro prima di imparare in modo sano a dormire tutta la notte da solo.

Sfortunatamente essere da solo al buio non trasmette il senso di sicurezza di cui un neonato ha bisogno per dormire. Quindi, il passaggio tra la fase iniziale, nella quale i genitori rispondono immediatamente a tutti i bisogni del figlio, e la fase successiva, in cui il bambino gradualmente acquisisce autonomia, è spesso più complessa di quanto si vorrebbe.

In conclusione, dormire tutta la notte è un'abilità culturale che va acquisita con pazienza e impegno. Nella nostra cultura, poi, succede che questa abilità debba essere imparata in condizioni che non facilitano per nulla una graduale acquisizione dell'autonomia notturna.

Certo che sapere queste cose non ci regala ore di sonno, ma può sicuramente aiutarci a togliere frustrazione e risentimento dalle ore notturne in compagnia del nostro cucciolo. E magari, chissà, nelle notti più fortunate riusciremo addirittura a goderci queste coccole uniche e irripetibili.

L'UNICO CHE SA
DAVVERO DI COSA HA
BISOGNO UN NEONATO
È... QUEL NEONATO.
ASCOLTALO.

Conclusioni

Congratulazioni!
Hai cresciuto un intero essere umano dentro di te, gli hai dato la vita e te ne sei presa cura per un trimestre.
Così sei arrivata alla fine di questi Quattro Trimestri, che forse all'inizio ti sembravano lontanissimi.
Prenditi un attimo per riconoscere tutta la strada che hai percorso e le scoperte che hai fatto.
Per noi è stato un vero onore accompagnarti in questa avventura.

E a questo punto ti sarai resa conto che questo è solo l'inizio.

E per salutarti, qui sulla soglia di questo tuo nuovo percorso, ti proponiamo un ultimo esercizio.

Qual è il primo ricordo che hai della tua vita?

Scrivi/disegna qui sotto la tua risposta:

Quanti anni avevi?

A: Meno di 2
B: Tra i 2 e i 4
C: Più di 4

Fai la stessa domanda ad altre persone.

I primi ricordi risalgono solitamente all'epoca dell'inizio della scuola materna, intorno ai 3 anni.

Ma allora, se comunque il tuo bambino non potrà ricordare nulla, perché è importante per te essere la migliore mamma che puoi essere fin da subito?

Scrivi/disegna qui sotto la tua risposta:

In questo riquadro hai la tua motivazione.

La cosa alla quale pensare ogni mattina quando ti alzi e ogni sera prima di dormire.

È il tuo amore per il tuo bambino messo nero su bianco.

Rimani al timone. La rotta l'hai appena segnata. Fate buon viaggio.

L'UNICA VERA ARMA
CHE ABBIAMO PER
CAMBIARE IL MONDO
È IL MODO IN CUI
EDUCHIAMO
I NOSTRI FIGLI.

Il diario delle mie respirazioni

Quando le ho fatte e come ha reagito il mio bambino

Il diario delle mie respirazioni

Quando le ho fatte e come ha reagito il mio bambino

Per Approfondire

Bardacke N., Mindful Birthing. Training the mind, body and heart for childbirth and beyond, *HarperOne, 2012*

Bortolotti A., E se poi prende il vizio? Pregiudizi culturali e bisogni irrinunciabili dei nostri bambini, *Il Leone Verde, 2010*

Gaskin I. M., La gioia del parto. Segreti e virtù del corpo femminile durante il travaglio e la nascita, *Bonomi Editore, 2004*

Gerhardt S., Perché si devono amare i bambini, *Cortina Raffaello Editore, 2006*

Gopnik A., Meltzoff A., Kuhl P., Tuo figlio è un genio. Le straordinarie scoperte sulla mente infantile, *Dalai Editore, 2008*

Johnson M. H., De Haan M., Developmental Cognitive Neuroscience Paperback, *Wiley-Blackwell, 2010*

Leboyer F., Per una nascita senza violenza. Il parto dal punto di vista del bambino, *Bompiani, 2000*

Mongan M. F., Hypnobirthing: The Mongan Method: The Natural Instinctive Approach to Safer, Easier, More Comfortable Birthing, *HCI, 2015*

Odent M., La Nascita e l'evoluzione dell'Homo Sapiens, *Tlön, 2016*

Raphael-Leff J., La gravidanza vista dall'interno, *Casa Editrice Astrolabio, 2014*

Schmid V., Venire al mondo e dare alla luce. Percorsi di vita attraverso la nascita, *Feltrinelli, 2014*

INDICE

Finito di stampare nel mese di Ottobre 2017
per conto di Ouverture Edizioni

Ouverture
Edizioni